ベッドに いては いけない

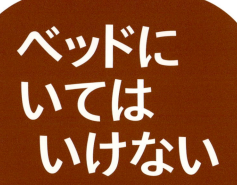

不眠のあなたが変わる 認知行動療法

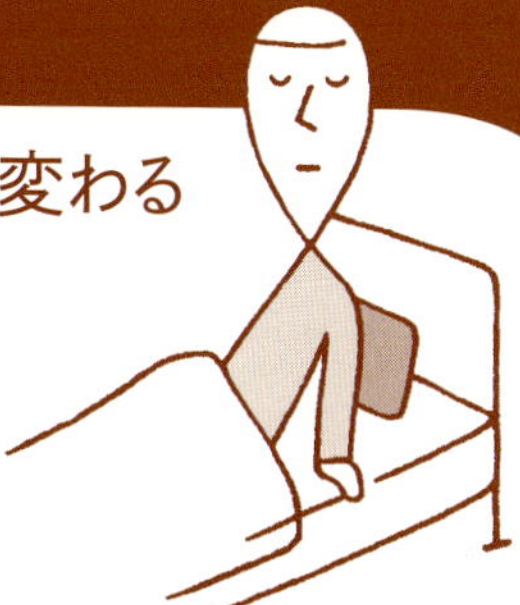

Doi Takahito
土井貴仁 著

弘文堂

まえがき

現在、睡眠に不満や悩みを持つ人が、日本にどれぐらいいるかご存じでしょうか。

２０１６年に厚生労働省が行った「国民健康・栄養調査」では、睡眠で休養が十分にとれていない人の割合が19・７%という結果が出ており、実に約２割もの人が睡眠に不満を持っています。また、２０１４年に20代～70代の約７０００人の男女を対象にアメリカ系製薬会社のＭＳＤ株式会社がインターネットで行った「不眠に関する意識と実態調査」では、約４割に「不眠症の疑いあり」、約２割に「不眠症の疑いが少しある」という結果が出ており、多くの人が睡眠に悩みを持っていることがわかります。いまや睡眠の悩みはありふれたものであり、日本人に最も多い悩みの１つとさえいえるかもしれません。

そして私も、約20年の間、「眠れない」ということに悩んできました。私の人生は、不眠とともに歩んできたともいえます。そんな私は、数年前に、不眠を克服することができました。現在は自身の経験を活かして、睡眠関連サービスの企画・開発や睡眠の大切さを伝える活動を行っています。

この本では、約20年の不眠との闘いと克服までの道のり、そしてその過程で私が出会った不眠の認知行動療法や不眠克服に役立った方法・考え方について、ご紹介したいと思います。

具体的には、次のような構成です。第1章と第2章が約20年の不眠と克服までのエピソード、第3章が不眠克服のきっかけになった不眠の認知行動療法の実践マニュアル、第4章が個人の特性や環境要因からの不眠改善へのアプローチを考える、という内容です。章の順番は気にせず、ぜひ興味の湧くところから読み進めていただければと思います。巻末には、「『不眠の認知行動療法』を受けられる医療機関リスト」も掲載しました。

睡眠の悩みはありふれたものでありながら、なかなか周りと共有できなかったり、相談もしにくかったりするものです。同じ不眠という悩みを持った人が、どのように克服してきたか、知りたいと思っても知る機会がなかったかもしれません。私も不眠で苦しんでいた時は、同じ悩みを持った人の考えを知りたくて、インターネット上のブログやさまざまな本を読みましたが、なかなか当事者の考えや体験を見つけることはできませんでした。

不眠の認知行動療法についてより多くの人に知ってもらいたいという思いに加え、同じ悩みを持つ人の克服法がわからない現状を少しでも変えたいと思い、この本を書きました。もちろん、私のエピソードや認知行動療法による不眠改善法が、読者の皆さんすべてにあてはまるわけではありません。しかし、少しでも睡眠に悩む方々やその方々を支えている方々にとって、何らかのお役に立てればと思っています。

２０１７年11月

土井　貴仁

目次

目　次

第1章

不眠人生20年

Zz

認知行動療法という不眠治療法

認知行動療法とは？

皆さんは「認知行動療法」という言葉をご存じでしょうか。私たちの、思考（考え方）・行動・身体反応・感情はお互いに影響を受けています。認知行動療法とは、この中の、個人の思考（考え方）や行動にアプローチすることで、抱えている問題を解決しようという心理療法の１つです。最近では、認知行動療法をマンガで解説した本も出版されるなど、少しずつ世間に知られるようになってきました。

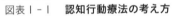

図表１－１　**認知行動療法の考え方**

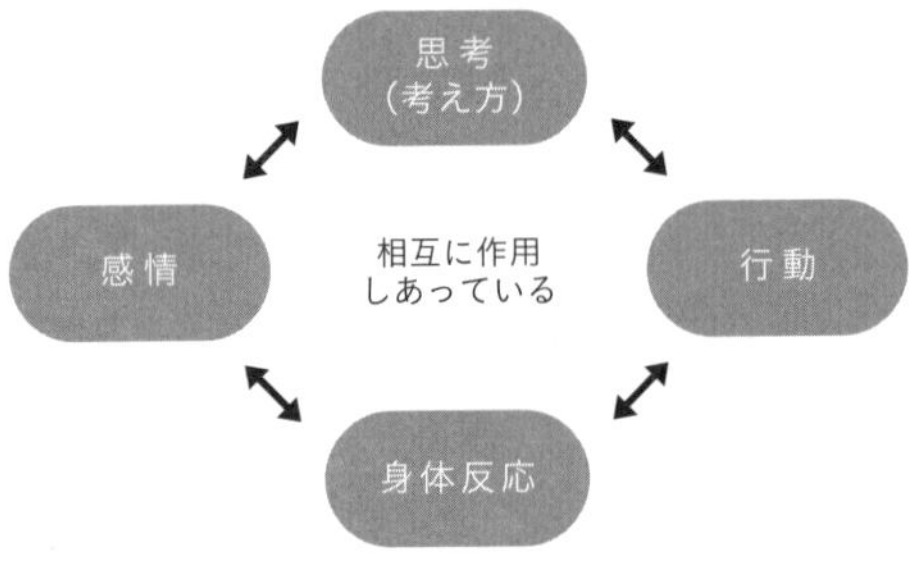

不眠の認知行動療法とは?

では、不眠に特化した認知行動療法をあるのをご存じの方はいらっしゃるでしょうか。不眠治療の際に使われる認知行動療法は、オーソドックスな認知行動療法と同様に、睡眠に関する思考（考え方）や行動を見直すことで睡眠を根本から見直し、不眠の改善を図ります。

近年は睡眠への関心が高まり、さまざまな本やメディアで睡眠に関する情報が発信されています。しかし、その中で、「不眠の認知行動療法」という言葉を見たこと・聞いたことがある人は、ほとんどいないのではないかと思います。

実は、数年前まで私もそうでした。もともと心理学に興味を持っていたので、認知行動療法という言葉自体は知っていても、それを不眠に応用できるなんてまったく知りませんでした。しかし、私はこの不眠の認知行動療法に出会えたことで、約20年にも及ぶ不眠を克服することができたのです。不眠の認知行動療法は英語の略称では、CBT‐i（Cognitive behavioral therapy for insomnia）と呼ばれます。

不眠人生

具体的な不眠改善法の話に入る前に、私の不眠体験と不眠の認知行動療法に出会う前後の変化について説明したいと思います。

眠れない子ども

私の不眠は幼少期からのもので、いまでは何がきっかけだったかもはっきりとわかりません。物心ついた頃から「自分は眠れないんだ……」という自覚を持っていました。

小さい頃でも「自分は運動が苦手だ」とか「自分は勉強が苦手だ」とか、特徴が何となく自覚できるように、「自分は睡眠が人より苦手なんだ……」と感じていたのです。幼稚園のお泊り会で1人だけ寝られずにとにかく苦しかったこと、学校の先生や親に「眠れない」とよく訴えていたことなどを記憶しています。

小学生の頃は、学校を休むことが多かったです。その理由は、眠れないことによる慢性的な睡眠不足です。睡眠不足ゆえに体調を崩しやすかったり、非常に疲れを感じやすかったりしたのです。毎日体が重く、小学生にして針治療を行ったり、整体に定期的に通ったりしていました。

風邪や熱などの病気以外でもどうしても体調や気分がすぐれず休むことが多かったのですが、いま思い返すとあれはもっと寝たくて休んでいたのだな、と感じます。直感的に「睡眠不足が続くと大変なことになるぞ……」ということをわかっていて、症状がひどくなる前に自分なりにうまく対処していたのかもしれません。

小学生の頃はこのように、定期的に睡眠のための休みをとりながら、何とかうまくやっていけたのですが、小学校より生活がハードになる中学校や高校時代に、不眠が悪化しました。毎日４～５時間の睡眠が続き、朝まで一睡もできずに登校することもありました。そして睡眠不足が重なり、なかなか学校に通えないという時期もありました。

睡眠薬が怖い

中学生や高校生の頃、寝つくまでに３～４時間かかり、学校生活もままならないなど、症状はその時点でかなりひどかったのですが、病院で不眠の治療をしようとは考えていませんでした。もちろん選択肢としてはあったのですが、睡眠薬に対して漠然とした怖いイメージがあって、どうしても病院に行くことができなかったのです。

中学生や高校生の私にとって、睡眠薬とは非日常のものです。たまにニュースで報道されて聞く、自殺に使われるものというイメージで、「睡眠薬を飲んだらおかしくなってしまう」と勝手に思っていたのです。実際には睡眠薬についてまったく知らなかったのですが、とにかく「睡眠薬はとても怖いものだ」という変な思い込みがありました。

睡眠の知識や睡眠薬の知識を学んだいまでは、事実とは異なる過剰な思い込みであったことがわかりますが、一般の人の中には大人でもそういったイメージを持つ人もいるのかもしれません。

その当時、ちょうど薬局やドラッグストアで買える睡眠改善薬が世の中に出はじめたタイミングで、よくテレビCMでも流れていました。そのテレビCMを見ながら、

「これを飲んだら眠れるようになるのかな……」

と思うのですが、睡眠改善薬でさえ、それを飲んでいる自分がまるで普通ではないよ

うに思えて、どんなに眠れなくて苦しくても睡眠薬はもちろん、睡眠改善薬も避けていました。しかし、そんな頑なに避けてきた睡眠薬を19歳から服用するようになったのです。

大学受験での大失敗がきっかけです。

大学受験の当日

受験生になっても相変わらず眠れない日々は続いていました。もちろん試験前日も眠れません。むしろ、いつも以上に眠れず1~2時間程度の睡眠で試験当日を迎えました。朝は緊張で眠気をあまり感じなかったものの、時間が経つうちに次第に強烈な眠気を感じはじめました。もはや試験問題との格闘ではなく、眠気との闘いです。しばらくは眠気に勝ちながら試験を進めていけたのですが、最後の試験科目でついにやってしまいました。

試験中に寝てしまったのです。

ほとんど空白の解答用紙を見ながら、受験の失敗を確信しました。いままでがんばって勉強してきたものが、まさか眠気によって台無しになったという事実があまりにもショックでした。その後浪人することになったのですが、試験本番が近づくにつれ1年前の嫌な記憶が蘇ります。

「どんなに勉強をがんばっても、また眠れなくて失敗してしまうのではないか。」

ふとした瞬間にそんな不安がよぎります。

いよいよ不安が強くなり、睡眠薬に対する恐怖心よりも試験前日に眠れない恐怖心の方が大きくなりました。そして、浪人した年の10月頃に、

「今年は絶対に失敗できない。眠れるなら睡眠薬でも何でも飲んでやる。」

という決意を固め、通院して睡眠薬を服用するようになりました。

睡眠薬のおかげもあってか、無事合格することができ、大学に通いはじめました。

当初は「受験が終わったら睡眠薬はやめよう」と思っていたのですが、「もし眠れなくて大学に通えなかったらどうしよう」という新たな不安が出てきてしまい、結局大学に入ってからも睡眠薬の服用を続けました。

不眠と向き合わなかった結果

しばらくすると大学にも慣れ、自分のペースをつくることができました。本来は自

分の睡眠に向き合い、不眠改善のために何かしなければいけなかったのですが、睡眠薬をやめることで再び眠れない日々に逆戻りするのではないかと怖く、やっと手に入れた平穏な日常が壊れてしまう気さえして、何もせず睡眠薬を飲み続けていました。

睡眠薬のおかげで眠れているだけにもかかわらず、「自分の不眠はよくなったんだ」とも思い込んでいました。そう思い込むことで、不眠という自分にとって嫌な部分を見ないふりしていたのです。

しかし実際には、大学時代という比較的自由に生活できる環境だったため、うまく暮らせていただけでした。こころのどこかでは、そのことに気づいていながら、そんな現状を変える勇気はありませんでした。「自分が不眠だ」ということを認めたくなかったという気持ちもあったと思います。

ただ、自由に時間を使える大学時代に、自分の不眠を直視しなかったことを、いまでは後悔しています。

不眠と向き合うことを避けていたツケは、大学を卒業して働きはじめてからやってきました。勝手に自分で不眠がよくなったとは思っていたのですが、睡眠薬で一時的に症状を抑えていただけで、決して根本の不眠の問題が解決したわけではありません。

負荷がかかり、ストレスが強くなると、再び眠れない日々に逆戻りしてしまうのは当然のことでした。

それでも根本的な問題に向き合おうとせず、睡眠薬の量や種類を増やすことで対処しようと考えました。しかし、それもしばらくすると効果がなくなり、まともに眠ることができなくなってしまいました。

そして、ついには、仕事ができる状況ではなくなりました。こうして私は、不眠が原因で、新卒で入った会社をたった3か月で休職することになってしまったのです。

不眠人生を振り返る

このように、私は不眠とともに人生を歩んできました。

そして、不眠にずっと苦しめられてきました。

「不眠さえなければ、人生もっと楽しかったはずなのに。」

そんなことを、ついつい思ってしまいます。

特に自分にとって非常に大きかった出来事は、高校を中退したことです。小学校や中学校はいくら休んでも卒業はできますが、高校ではそうはいきません。いくら不眠で眠れず体調が悪いからといって、そんな理由が通用するわけもなく、私は早々に単位が足りなくなり、高校1年生の時点で留年してしまいました。不眠を抱えたままでは、もう1年チャレンジしても同じ結果になるだろうと考え、私は「高等学校卒業程度認定試験」を受験し、大学進学を目指すことにしました。

当時の私の周りには、高校を中退した人はおらず不安でいっぱいで、負い目も感じていました。「自分の将来は大丈夫だろうか」と不安は消えません。とにかく大学に進学すれば何かが変わると思い、必死に家で1人、勉強をしていました。その努力が実り、先ほど書いた大失敗も経て、無事大学に進学することができたのです。

大学に進学してからも、高校を中退した分、何かしなければいけないと思い、いろんな活動に積極的に参加しました。そのかいがあってか、希望していた企業に就職することができました。

しかし、たった3か月で休職することになってしまったのです。大学に進学し、希望の企業に入ったことで、「高校中退から一発逆転。人生はやり直せるんだ」と思っていただけに、そのショックはとても大きいものでした。

それまでがんばって手に入れたものは、あっさりとなくなってしまったのです。

1冊の本と親の一言

ネガティブな日常

眠れないことによる体調不良や精神的な不安、たった3か月で会社を休職してしまったことに対する情けなさ、さらに親への申し訳なさなど、いろんな感情でいっぱいでした。当時住んでいた東京ではなく、療養のために京都の実家にいても、実際はこころも体もまったく休まることはありませんでした。

「自分は社会に適応できないいんだ……もう働けないいんだ……。」

そんな思いで毎日いました。もう不眠を克服することも半ば諦め、これからのことをポジティブに考えることもできませんでした。

「不眠が治れば、また働けるからまずは不眠を治そう。」

そういって親は励ましてくれるのですが、ずっと不眠だった私としては、

「どうせどんなことをしても治らない。この苦しみは誰にもわからない。」

などと何もせずに諦め、自分の殻にこもっていました。

私を変えた1冊の本

そんな状況でもほんの少しだけ前向きに考えられる日もありました。「何か現状を解決するヒントはないだろうか」と考え、不眠の解決法や睡眠の本をいろいろと調べて、調子がよい時に少しずつ読み進めていました。

そうした中で巡り合ったのが、認知行動療法による不眠治療について解説した『認知行動療法で改善する不眠症』（岡島義・井上雄一著）という本です。以前から認知行動療法自体は知っていて、関心があったこともあり、「認知行動療法が不眠症にも応用できるのか」という驚きがありました。

早速購入して、読んでみることにしました。

この本は、「そもそも不眠症とは何か」というところからはじまり、その原因や影響、不眠を治療するためにはどのようなことが必要なのか、睡眠薬の歴史や副作用・減らし方、そして不眠治療に活かす認知行動療法の特徴と具体的な手法や事例など、不眠治療に必要なことを一通りカバーした内容でした。

書かれていたことは知らないことばかりで、しかもいままで自分が常識だと思っていたことが覆されるような内容でした。たとえば、小学生の頃に学校の先生からいわれた言葉に、次のようなものがありました。

「眠れなくてもふとんに入っていれば疲れがとれるよ。」

よくいわれるアドバイスの1つですが、これは不眠をもたらす習慣であり、絶対やめてほしい習慣の1つであることがわかりました。他にも知らないことだらけで、いかにいままで不眠についての知識がないまま生きてきたのかを実感しました。

私はその本に出会う頃までに約5年間、睡眠薬を服用し、治療を行っていたのですが、実は自分がなぜ不眠なのかを知らずにいました。普段の病院での診察では睡眠薬をもらえればそれでよいと思っていたため、自分の不眠の原因を知ろうとすることはなかったのです。毎回の診察は、時間にして3分程度で、短い時は1分で終わることもありました。

いま冷静に考えると不思議です。お金と時間をかけて病院に通い、治療しているはずなのに、その原因や解決法について話し合うこともなく、何年も治療を続けていたのですから。たとえば、足を骨折してしまったら、医師と原因（たとえば、階段から落ちてしまった）や治療法（たとえば、ギブスで折れた足を固定する）についてやりとりがあるでしょう。ですので、不眠で病院に行かれたことがない方には、あまりイメージがつかないかもしれませんが、意外と同じような状況の人が多いのではないかと思います。

おそらく私もこの本に出会わなければ、いまだに自分の不眠の原因がわからないで生きていたと思います。

この本に出会ったことで、ようやくほんの少しだけ希望が湧いてきました。「この1冊が不眠克服の救世主になってくれるかもしれない」、「また元気に働けるようになるかもしれない」。そんな予感がしていました。

私を変えた親の一言

さらに背中を押してくれたのが、親です。

私が実家で療養をはじめた時から、「不眠を治せばまたきっと働けるようになる」ということをいってくれました。

「やれることは何でもやってみよう。自分の不眠としっかりと向き合おう。」

親は繰り返し何度も、私にこのメッセージを伝え続けました。

幼い頃から不眠に悩んできたこともあり、これまでいろんな方法を試してきました。そしていろんな人や機関に相談もしてきました。しかし、そのすべてがうまくいかず、しかも不眠の苦しみもわかってもらえないという経験があったので、自分の不眠に向き合うことをいつしか避けるようになっていました。

「逃げていても何も変わらない。向き合えば何か変わるかもしれない。」

自分の不眠と正面から向き合い、何としてでも不眠を克服すると決意したのです。

父がすすめた病院が運命を変える

自分の睡眠と向き合った結果、不眠の認知行動療法で不眠の改善を目指すと決めていたのですが、1人で進めていくことに多少の不安を感じていました。

それとほぼ同じタイミングで、父からある病院に行くことをすすめられていました。インターネットで睡眠専門の病院を調べ、その中の1つで治療を受けてみてはどうか、といわれたのです。

正直、はじめは乗り気ではありませんでした。大学進学や就職などもあり、その時点までに既に4つの病院に通った経験がありましたが、「どこの病院もそんなに変わらない」という思いがあったからです。それにたとえ、「これまでの病院ではだめだったけど、専門の病院なら治るのではないか」と期待して実際に行ったとしても、期待はずれになり、余計気分が落ち込むのではないかという心配もありました。

そんなこともあり、はじめはすすめられてもなかなか予約さえしようとしなかったのですが、あまりに何度もいわれるのでホームページだけでも見てみることにしました。すると、父からすすめられていた病院では、不眠の認知行動療法による治療ができることがわかりました。実はこれはとても珍しいことです。不眠の認知行動療法は日本ではまだ認知度が低く、そのため治療が行える病院が全国的に少ないのです。睡眠専門の病院だからといって、どこでも不眠の認知行動療法を行えるわけではないのです。

しかも、よく見てみると父がすすめてくれた病院は、私が読んでいた本の著者が所属する病院であることがわかったのです。

「あ、これは何か運命かもしれない。」

そう思い、病院の予約をとりました。かなり人気の病院のようで、やっと診察の予約がとれたのが1か月後。「自分以外にこんなに悩んでいる人が多いんだ」と驚きを感じました。

こうして、療養のために暮らしていた実家の京都から、はるばる東京の病院まで通うことになったのです。

京都から東京まで通院する理由

「なぜわざわざ東京まで!?」と思われるかもしれませんが、素人が自分にあった病院を探すのは難しく、インターネットで調べた時に上位にあったものをたまたま父がすすめてくれたというところでしょう（もしかしたら、中身をよく見て選んでくれたのかもしれませんが）。また、休職するまでは東京で働いていたので、もとの会社に復帰した時のことを考えてくれたのかもしれません。

京都から東京に通うことは、休職中の身にとって体力的にも経済的にもかなり大きな負担になることはわかっていましたが、その病院にあの本の著者がいることがわかったので、私はその病院しかないと思っていました。

しかし、私はかなり特殊な例だと思います。費用面や時間の面を考えるとあまりおすすめできる形ではありません。もし近くに不眠の認知行動療法を受けられる病院があるのであれば、まずそこでの治療を検討してみるのがよいと思います。巻末に不眠の認知行動療法を受けられる医療機関をリストアップしましたので、こちらも参考にしていただければと思います。

不眠の認知行動療法を受けられる病院は多くないので、リストの中に通える範囲の病院が１件もない方もいるかと思います。その場合は、近くの精神科や心療内科のある総合病院やクリニックのホームページを確認したり、直接病院に電話してみたりするのもよいでしょう。もしかすると、不眠の認知行動療法に対応できる病院もあるかもしれません。

また、医師や臨床心理士に直接相談してみるのも１つです。具体的な不眠の認知行動療法の手法はこの本などで勉強して、目標設定やサポートの部分を医師や臨床心理士にお願いするのです。医師や臨床心理士の知識や力量による部分も大きいですが、１人では挫折してしまう場合には大きな力になってくれるでしょう。

第2章

「不眠の認知行動療法」をやってみた

Zz「睡眠専門クリニック」に向かう

期待と不安の最初の診察

いよいよ診察の日がやってきました。私は新幹線と在来線を乗り継ぎ、東京にある病院に向かいました。

さあ、はじめての睡眠専門クリニックです。「一体どんな診察が受けられるのだろう」とわくわくしながら受付を済ませました。すると、「診察までの間に書いてください」といわれ、大量の質問用紙を渡されました。

「さすが睡眠専門の病院。普通の病院とは違う」となぜかテンションが上がっていました。かなりの分量で診察の時間までに書き終わりませんでしたが、結局そのまま診察を受けることになりました。いろいろな質問をされ、今後の治療方針の話になりました。私は認知行動療法を受けたいと思っていたので、その希望を伝えました。

すると、その日担当してくれた医師が不眠の認知行動療法を行うわけではなく、カウンセリングの枠を改めて予約し、後日別の先生が治療を進めていくらしいということがわかりました。誰にでも不眠の認知行動療法が効果的なわけではなく、症状や治療の方針によってはそれ以外の治療法がベストなこともあるので、必ず一度カウンセリングの前に診察しているようです。

その日から認知行動療法が行えると思っていたので、正直拍子抜けしましたが、気を取り直してカウンセリングの予約をとりました。こちらは意外にすぐ予約がとれ、数日後に予約をして家に帰りました。

最初の期待が大きすぎたこともあり、「本当に治るかな……」と少し不安な気持ちになっていました。その時の私にとってはその病院、さらにいうなら、認知行動療法による不眠治療が唯一の希望だっただけに、「認知行動療法できっと不眠が解決できるはずだ」という思いとともに、「もしここでだめだったらどうしよう」という恐怖感もありました。

カウンセリング初日に運命の出会い

数日後、再び病院を訪れました。カウンセリングによる治療は通常の診察とは違い、たっぷり45～50分ほどあります。いままで診察といえば、初回などでも長くて10分、通常なら2〜3分程度だったので、「そんな長く話すことってあるのだろうか」と多少心配していました。何年も通っていると、多くの病院での診察のやりとりは1分で終わります。

「調子はどうですか?」
「変わらないです。」
「じゃあお薬出しておきますね。」
「ありがとうございます。」

以上です。こんな診察を何年も続けていただけに、どういった話をするのか想像もつきませんでした。

そして、いよいよカウンセリングの時間になりました。担当の先生とのご対面です。若くて優しそうな先生で一安心。簡単になぜこの病院に来ることになったのか、なぜ認知行動療法での治療をやろうと考えたのかということを自己紹介がてら、本との出会いを含めて話しました。すると「あれ、もしかしてそれ、青い表紙の本ですか」と質問を受けました。実は電子書籍で買っていたので表紙の色は知らなかったのですが、「たぶんそうだったと思います」と答えると、「あれ、私が書いた本なんですよ」と先生が一言。驚きでとにかくあたふたしてしまいましたが、内心「きた、やはり運命だ」と興奮していました。

そんなやりとりを終えて、本格的にカウンセリングがはじまりました。これまでの不眠の経緯や症状、どんな治療をいままでしてきたか、どんなことが大変だったか、そして今回の治療でどんなふうになりたいか、などを順番に説明していきました。病院でこんなに詳しく聞かれたのははじめての経験でした。

「50分も話すことあるかな？」と思っていたのですが、あっという間に時間が経っていました。そして最後に、次回までの宿題として日々の睡眠状態を記録するための「睡眠日誌」という用紙を渡され、睡眠の記録をとってくるように伝えられました。本で不眠の認知行動療法のだいたいの流れを知っていたので、「あ、これから不眠の認知行動療法がはじまるんだ」と何だかうれしかったです。

１回目のカウンセリングを終えて、例の本の著者を確認してみると確かに先ほどの先生の名前がありました。カウンセリングを担当されている先生は他にも数名いたので、担当になったのは偶然のことです。父がすすめてくれた病院がたまたま不眠の認知行動療法が行える病院だったこと、そしてその病院に私の読んでいた本の著者が所属していたこと、さらに本当に偶然にその著者が私の担当になったこと、何か少しずつ現状を抜け出せるパーツが揃いはじめたような気がしていました。

睡眠日誌で自分の睡眠を知る

睡眠を記録するだけが大切

カウンセリングを受けた次の日から、睡眠日誌を早速つけはじめました。主に記入するのは、何時にベッドに入って何時にベッドを出たかということです。さらにベッドに入ってから寝つくまでの時間、寝ついてから途中目が覚めた回数や再び寝つくまでにかかった時間、また朝目を覚ましてからベッドを出るまでの時間も記録していきます。さらに、睡眠の質の評価や日中の活動への影響、睡眠薬の服用とその内容なども記録していきました。

この記録を、2週間後のカウンセリングの日まで毎日つけていきます。

「ただ記録していくだけ?」と思うかもしれませんが、これも立派な治療の1つです。というのも、多くの人は自分の睡眠について理解していないからです。昨日の睡眠ぐらいは記録しなくても覚えているかもしれませんが、１週間前、２週間前となると、ほとんどの人が覚えていないのではないかと思います。

そうなると、いざ睡眠について聞かれた時に、何となくのイメージで答えてしまいがちです。特に睡眠に悩みがある人は自分の睡眠を過小評価し、より状態が悪いと伝える傾向にあるようです。本人にとって眠れないことは、それぐらいつらいという証拠でもあるのですが、過小評価することによって、必要以上に悩んでしまうということもあります。

これは、睡眠の悩みがいかに主観的なものかを指している例ではないでしょうか。平均の睡眠がどうだから、周りの睡眠がどうだから、という基準で睡眠の良し悪しを決められるものではないのです。もし周りに睡眠で悩んでいる方がいれば、睡眠時間や眠れない時間だけで判断せず、じっくりその方の悩みに耳を傾けることが重要です。

また、治療を担当する側としては、患者の話と事実が違うと、治療そのものが難しくなってきます。睡眠日誌に記録することで、治療を担当する側と患者が情報を共有し、睡眠を客観的に分析しやすくなるのです。

さらに、睡眠日誌をとることで、睡眠の変化を観察することもできます。睡眠が改善している場合はモチベーションになりますし、改善が見られない場合でも「何がよくないのか」、「今後どうすればよいのか」などの方向性を考えるきっかけになります。

つまり睡眠日誌には、患者自身が自分の睡眠について理解することと、治療を担当する側が今後の治療に向けて患者の睡眠を理解すること、そして睡眠の変化や改善の度合いを知ること、という3つの意義があるのです。

思ったより自分の睡眠を知らなかった

私も実際に睡眠日誌をつけはじめて、さまざまなことに気づくことができました。たとえば、日によって起きる時間がバラバラだということです。特にその時は休職中でいつ起きてもよかったため、好きな時に起きていました。それが睡眠に影響を与えていることに気づけたのです。

また、寝つきにかかる時間もかなり日によってばらつきがあることや、寝つくのには時間がかかるものの一度寝つくと途中で起きることはなくぐっすり眠れるということもわかってきました。理論としてはわかっていても、自分の感覚としては十分に理解できていなかった部分を、睡眠日誌を通して理解できたような気がします。

睡眠に悩んでいるという方は、まず改善のための第一歩として、睡眠日誌をつけてみるといろんな発見があるので、よいのではないかと思います。現在では、睡眠を記録できるアプリなども増えてきたので、ぜひチャレンジしてみてください。また、不眠の認知行動療法では、睡眠日誌の記録をもとに実践していくものが多いので、不眠の認知行動療法に興味のある人もまず睡眠日誌からはじめてみるとよいでしょう。詳しい方法は第3章で改めて説明します。

当時の私は、この睡眠日誌に書かれた記録をもとに今後の治療を進めていくということを知っていたため、かなり真面目に毎日の記録をとりました。

日付							
日	日	日	日	日	日	日	I 週間の平均（分）
曜日	曜日	曜日	曜日	曜日	曜日	曜日	
睡眠効率（睡眠時間 ÷ ベッドの上にいた時間 ×100）							(%)

図表２－１ **「睡眠日誌」**

質問
1．昨晩、寝床に入った時刻は？
2．電気を消して寝ようとした時刻は？
3．電気を消した後、約____分で眠りましたか？
4．夜、寝た後に____回目が覚めてしまいましたか？
5．目が覚めてしまった後、どのくらい眠れませんでしたか？（分）
6．今朝、最初に目が覚めた時刻は？
7．寝床から出た時刻は？
8．起きた時、どれくらいよく眠れたと感じましたか？ まったく　　いくらか　　非常に眠れた 1　2　3　4　5　6　7　8　9　10
9．日中の活動にどのくらい支障をきたしましたか？ まったく　　いくらか　　非常にきたした 1　2　3　4　5　6　7　8　9　10
10．睡眠時間（分）
11．ベッドの上にいた時間（分）

出典：岡島義『４週間でぐっすり眠れる本』（2015年、さくら舎）154〜155頁をもとに筆者作成。

不眠の認知行動療法スタート

不眠の認知行動療法で行うこと

睡眠日誌を書き続けて2週間、いよいよ待ちに待った2回目のカウンセリングの日です。ここから本格的に、認知行動療法による不眠治療がはじまります。

不眠の認知行動療法で行うのは、主に睡眠の仕組みや不眠の原因について学ぶ心理教育と睡眠衛生教育、さらに学んだことをもとに日々の睡眠習慣や考え方を改善する方法です。睡眠習慣を変える方法として、それぞれ「○○法」と呼ばれるものがあります。

心理教育と睡眠衛生教育は、主にカウンセリングの間に進められます。たとえば、体内時計と睡眠の関係、深部体温（脳や腸など体の内部の温度）と睡眠の関係や適切な睡眠環境など、睡眠や不眠に関する知識を学んでいきます。いきなり「○○してください」というのではなく、事前に専門知識の説明があるので、自分のいまの睡眠のどこに問題があり、どうすれば改善されていくのか、という話も理解しやすくなります。

「条件づけ」という原因

さらにはじめて本を読んだ時も驚いたのですが、私の眠れない原因には「条件づけ」が関係していました。条件づけとは、パブロフの犬で有名なように、ある刺激に対して無意識に決まった反応が起こるというものです。

私の場合は、ベッドという刺激に対して「不安を感じるところ」、「緊張を感じるところ」という「眠れない」ことにつながる反応が起こっていたのです。これは長年ベッドに入っても眠れない時間をすごしてきたことが原因です。

いままでベッドで眠れない時間をすごしていると、「眠れないのに明日大丈夫だろうか」と不安に思ったり、「早く寝ないと」と焦ったりして、こころも体も緊張していたのです。あまりにも長い間、ベッドで眠れない習慣を続けていたため、そういった反応が無意識レベルで体に刷り込まれていました。

したがって、ベッドに入るまでは眠気を感じていても、ベッドに入った瞬間に体が眠れない状態に向かって行き、だんだん体が緊張し、不安感が高まるなど、実際に眠れない状態が完成してしまうのです。

図表２－２　**不眠の条件づけの仕組み**

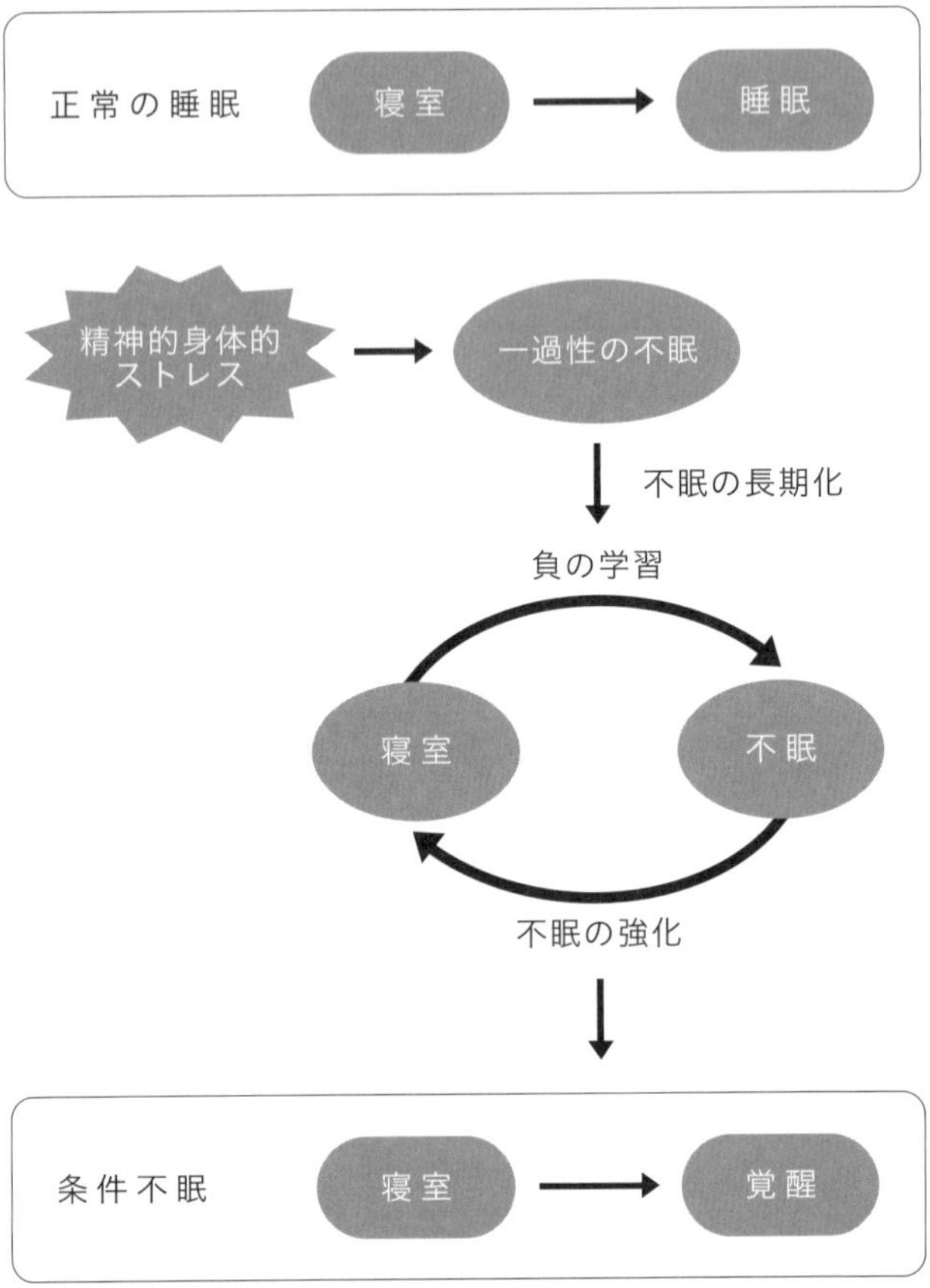

出典：内山真『睡眠障害の対応と治療ガイドライン』（2012年、じほう）139頁をもとに筆者作成。

よく思い出すと、ベッドでは眠れなくてもこたつではうたた寝をしたり、電車ではすんなりと眠れたりすることがこれまでありました。こたつや電車で眠れることは、眠れない条件づけができていないことを考えれば納得できます。

こういった条件づけがあると、たとえストレスなどの不眠を引き起こす原因が解消していても、条件づけが体に染みついているために慢性的に眠れない、という症状が続いてしまいます。私の場合は、ベッドの使い方や睡眠に対する考え方が不眠を持続させていました。そのため、まずベッドとの付き合い方を変え、ベッドを眠れる場所に戻さなくてはいけませんでした。

条件づけを変える

「刺激制御法」とは？

そのためにまず教えてもらった方法が「刺激制御法」です。刺激制御法は、私の症状のような条件づけによる不眠に効果が高い方法です。具体的にいうと、

「眠たくなるまでベッドに入らない」

「眠れない時はベッドから出る」
「眠ること以外にベッドを使わない」

という3つの方法です。これらはすべて、ベッドにいる時間と実際に眠っている時間を近づけるための方法なのです。そうすることで、「ベッドにいる時間帯は眠れる」という新しい条件づけをつくっていきます。1つひとつもう少し詳しく説明します。

眠たくなるまでベッドに入らない

まずは1つ目の「眠たくなるまでベッドに入らない」についてです。「眠たくなるまでベッドに入らないのはあたり前ではないか」と思う方もいらっしゃるかもしれないのですが、意外と実践できている人は少ないように思います。

たとえば、ベッドで本を読んだり音楽を聴いたりしながら眠くなるまで待つ、という習慣はありませんか。最近だと、寝る前にスマートフォンをベッドの上で触っている人も多いでしょう。これらは、眠くなる前にベッドに入っている行動の一例です。

また多くの人は、自分の眠気だけでなく時間を見て、寝るかどうかを決めているでしょう。「○時になったから寝る時間だ」と思い、ベッドに入ってすぐ眠れるのであれば、何の問題もありません。ただ、特に睡眠で悩んでいる人は、自分が眠れる時間よりも早くベッドに入ってしまい、眠れない時間をすごすことが多いようです。

それは眠れないからこその思いではないかと、一経験者として感じています。

たとえば、いつもより眠れなかった日があるとします。眠れなかったので日中はとても眠たく、「家に帰ったら早く寝よう」と思います。そして、いつもより早くベッドに入ります。しかし、思うように眠れません。眠れてもすぐ目が覚めてしまいます。それは、明日早起きしなきゃいけないから「早く寝よう」と思ってもなかなか眠れないように、就寝時間など睡眠に関する体内のリズムを変えるのには時間がかかるからです。

その日も眠れないとまた次の日も眠気を感じます。「今日こそはたっぷり寝よう」と思い、前の日よりもさらに早くベッドに入ります。しかし、やはり眠れません。そして、次の日もその次の日も早くベッドに入り、眠れないつらさを経験することで、いつの間にか眠れないことが体に染みついてしまうのです。皮肉にも「もっと寝たい」という思いが、眠れないことにつながるのです。

つまり、眠れない時は、ベッドにいてはいけないのです。それを防ぐ目的や既にできてしまった条件づけを弱めるための手立てとして、「眠たくなるまでベッドに入らない」という方法をとります。

眠れない時はベッドから出る

次は2つ目の「眠れない時はベッドから出る」についてです。眠気を感じてからベッドに入ったものの、意外に寝つけないということもあります。特に既にベッドが眠れない場所であると条件づけされている場合は、ベッドに入ることで目が冴えてしまうということもあるでしょう。

そんな時の対処法としてあるのが、「眠れない時はベッドから出る」という方法です。だいたいの目安として10分程度眠れない場合にベッドから出ます。そして再び眠気を感じたタイミングでベッドに戻ります。もしまた寝つけなければ、同じようにベッドから出て、再び眠気が来るのを待ちます。また眠気が出てきたらベッドに戻ります。こうした一連の動作を、眠れるまで繰り返します。

たとえ眠れなくてもベッドから出ることで、眠れない条件づけができるのを防いだり、既にできあがっている条件づけを弱めたりすることができます。眠れない時はどうしても不安感が高まったり、イライラしてしまったりするものですが、そんな時は思い切ってベッドから出てしまうことが大切だということです。

「眠れなくても横になっていれば疲れはとれる」と信じていた私にとっては、衝撃的な方法でした。なぜなら、ずっと悪い習慣を続けていたということがわかったからです。このように睡眠によいと思っていたことが、実は逆効果だった、ということは意外に多くあるのです。

眠ること以外にベッドを使わない

最後は３つ目の「眠ること以外にベッドを使わない」についてです。これははじめ聞いた時、「一体どういうことだろう」と不思議に思いました。というのも、私はベッドという場所を眠る以外にたくさん使っていたからです。たとえば、昼間からベッドに入ってテレビを見たり、本を読んだり、音楽を聴いたりしていました。ずっと眠れない経験をしてきましたが、眠ることやベッドですごすことは大好きでした。

この習慣がよくない理由は、前に説明した睡眠に対する条件づけにあります。楽しい時間なら問題がないように思うのですが、ベッドで睡眠以外のことをすることで条件づけが形成され、無意識のうちに睡眠以外の行為をする脳の状態になってしまうのです。私の例だと、テレビを見たり本を読んだりすることは、頭を使って、脳を覚醒する行為です。これが習慣化すると、ベッドに入ると体が勝手に「ベッドは脳が覚醒する場所だ」と思い込むのです。

いま振り返ると、私はこのよくない習慣をよくないと知るまで、すべて実践していました。「これを変えることができるだろうか……」と不安も感じていましたが、同時にこの習慣を直せば不眠から解放されるかもしれないという希望も感じていました。

刺激制御法をやってみたが……

ベッドの誘惑

カウンセリングを終えたその日に、早速「刺激制御法」を実践しようと思ったのですが、なかなかうまくはいきません。

まず、「眠たくなるまでベッドに入らない」ことがなかなか大変なのです。どうしても深夜1時、2時と時間がすぎていくと、「そろそろ寝た方がいいよな……」と不安になってついベッドに入ってしまうのです。そんな早く寝つけるわけがないことは睡眠日誌を見てわかっていたのですが、不安感が勝ってしまうのです。

やはり、いざベッドに入ってみると眠気が十分でなく、眠れません。10～20分するととりあえずベッドから出るのですが、何をしたらよいかわかりません。何もしないと不安ですぐベッドに入りたくなりますし、だからといってスマートフォンを触っていると脳が冴えてしまう気がします。夜中目が覚めた時や眠れない時に時計を確認すると不安感が強まるので、「できるだけ時計を見ないように」と先生からいわれていたのですが、ついつい時計を見ては、案の定、「こんな時間なのにまだ眠れない」と不安になっていました。このように、最初のうちは「刺激制御法」は失敗続きでした。

何もしない時間が不安

その後、次のカウンセリングの日まで「睡眠日誌をつけること」と「刺激制御法」を実践しました。うまくいく日もあったのですが、まだまだうまくできず、早くベッドに入ってしまう日が多かったような気がします。ベッドに入っても寝つけない日はベッドを出るのですが、この時間がはじめは何ともつらい時間でした。何もせずにぼーっとしていると、どうしても不安になってしまい、将来のことなどをあれこれ考えてしまうのです。

「不眠の認知行動療法の効果がいくらすごかろうと、それを実践できなかったら意味がない。自分は本当にこの後できるようになるのだろうか」。そんな不安を覚えることが多かったような気がします。

小さなことから、コツコツとできた部分を褒めてもらえた

そうこうするうちに3回目のカウンセリングの日がやってきました。前回の目標がうまくできていないこともあり、少し憂鬱な気持ちでカウンセリングを受けました。「もしかしたら怒られるのではないか……」。そんな気持ちでいたのですが、反応は予想外のものでした。何と怒られるどころか褒めてもらえたのです。

先生はできなかった部分に注目するのではなく、できている部分を認めてくれたのです。たとえば、睡眠日誌を毎日とれたこと、成功したかどうかは別にして、毎日「刺

激制御法」にチャレンジしたこと。自分ではまだまだ結果が出ておらず、しかもいわれたことすら守れていないので、不安でいっぱいだったのですが、先生が自分の努力を認めてくれたことで、気持ちがかなり楽になりました。完璧ではなくとも、自分のできる範囲で少しずつ行動を積み重ねることで、よい結果にきっとつながるのだと思えました。

先生ができた部分を褒めるスタイルでいてくれたので、できない部分や難しい部分についても気軽に相談することができました。その時にまず相談したのが、眠れない時にベッドから出た後のすごし方でした。何をしてよいかわからず、何となく不安感やストレスを感じる時間だったので、何とかしたいと思っていました。

「べき思考」をやめる

相談してわかったことは、私は「○○をしてはいけない」という気持ちにすごく縛られているということでした。もちろん、体や脳が興奮し、目が覚めてしまうような行為は避けた方がよいですが、ぼーっとテレビを見たり、読書をしたり、落ち着く音楽を聴いたりといった程度であれば気にしすぎることはない、と教えてもらいました。

それまでは、「あれはしてはいけない、これはしてはいけない」と思い、本当はたいして影響のないことでも「○○をしてしまった……これはもう眠れない」と落ち込んだり、変に不安感を抱いたりしていました。おそらく睡眠にとってよくない影響を与えていたと思います。

先生の説明を聞くことで、少し安心するとともに、何となく眠れない時間も有効活用できるのではないかと思えてきました。これまでは、ベッドの外にいる眠たくなるまで待っている時間や眠れない時間は、何もできない無駄な時間だと思っていた部分がありました。

しかし、よく考えると、ベッドの上で何もできずにつらい思いをしながらすごす時間が、ベッドの外ですごす時間になったことで、いままで時間が足りずにできなかったことができる時間に変わった、ともいえるのです。そう思えてからは、眠れずにベッドの外にいる時間がだんだん苦痛ではなくなってきました。

そうした気持ちの変化によって、「刺激制御法」もうまくできるようになり、少しずつ課題であった「寝つくまでの時間の短縮」という結果があらわれてきました。

寝つきまでの時間の短縮など、具体的に効果を感じはじめていましたが、まだ仕事に復帰できる状態ではなかったため、休職から３か月経ったこのタイミングで、新卒で入社した会社を退職し、しばらくは治療に専念することにしました。

日中の行動が夜の睡眠を決める!?

日中の行動目標

カウンセリングはその後も2〜4週間に1回のペースで進みました。「刺激制御法」にも慣れてきて、少しずつ余裕が出てきたので新しく日々の行動目標を設定することにしました。これまではベッドとの付き合い方に関する目標だったのですが、次は日中や寝る数時間前の目標を立てました。睡眠の悩みというと、どうしても寝具や寝室環境など寝る時のことばかりに意識が向いてしまいますが、日中のすごし方も睡眠にとって非常に大切です。

わかりやすい例でいえば、運動と睡眠の関係です。「運動した日はよく眠れた」と感じる人も多いのではないかと思います。このように、日中の行動を変えると、睡眠に変化をもたらすことができます。私が実際に目標として取り組んだのは、「決まった時間に起床する」、「起きたらたっぷり太陽の光を浴びる」、「昼寝をしない」の大きく3つです。1つ目と2つ目は体内時計を整えるための目標、3つ目は夜に眠気をためておくための目標です。

決まった時間に起床する

不眠の認知行動療法を実践する上では、これらの目標は非常に関わりが深いのではないかと思います。まず「決まった時間に起床する」ことで体内時計を一定に保ち、就寝できる時間を安定させていくことにつながります。もし毎日起きる時間がバラバラだと、体内時計のリズムもずれますし、起きている時間の長さもあり、寝つける時間もバラバラになってしまいます。そうすると、たとえ「刺激制御法」の実践により寝つきまでの時間は減っても、日によって寝つける時間が大きく異なり、睡眠時間が十分に確保できない日ができてしまいます。

体内時計の乱れやずれは不眠の人でなくても経験しています。平日は同じ時間に起床していても休日は遅くまで寝ている人は多くいるでしょう。普段から睡眠不足の人としては、休日はたっぷり寝たいところですが、2時間以上平日の起床時間と変わると体内時計もずれ、週明けに再び早起きした時がつらくなってしまいます。休日だけ遅起きで休み明けに早起きするということは、まるで休日だけ時差のある海外ですごしているようなものです。

このように体内時計のずれによって、休み明けに睡眠不足になってしまうことが、ブルーマンデーの一因ではないかといわれています。休日もできるだけ決まった時間に起床することで、体内時計のずれを最小限にし、ブルーマンデーを和らげることができます。

起きたらたっぷり太陽の光を浴びる

そして体内時計を整えるのに大切なのが、起床してから太陽をたっぷり浴びることです。太陽の光を浴びることで、体内時計がリセットされ、それが夜の快眠につながります。起床時間が遅くなると、太陽が浴びる時間も遅くなってしまうので、体内時計が遅れてしまうのです。太陽を浴びる時間として理想なのは、起床2時間以内に30分以上ですが、忙しい朝にはここまで時間をとれないこともあるでしょう。そんな時は家の中のカーテンを全開にし、できるだけ窓側に座ることで、少しでも太陽の光を目から取り入れられるようにしました。

また、理想通りの長さの時間がとれなくても、目標が達成できていないと落ち込むのではなく、生活の中でできる範囲で10分でも20分でも太陽を浴びることができればよいと考えることで、私の場合は無理なく続けることができました。

昼寝をしない

最後の1つは「昼寝をしない」ということです。眠くなる限界までベッドに入らず、かつ決まった時間に起床をしていると、どうしても慣れるまでは睡眠不足になりがちです。その時に気をつけたいのが昼寝やうたた寝です。もし、昼寝やうたた寝をしてしまうと、本来は夜寝る時にくるはずだった眠気を、一旦そこである程度解消してしまうことになります。

すると再び眠気がたまり、眠れるレベルまでになるにはどうしても時間がかかってしまいます。すると次の日も睡眠不足になり、また昼寝やうたた寝をするという負の循環に陥りがちです。

他の目標での努力を無駄にしないためにも、「昼寝をしない」という目標に取り組みました。しかし、この目標は個人的にかなり難しかった印象があります。予定があって外出している時はよいのですが、休みの日などで予定が何もないと、ついうとうと眠ってしまうのです。しかも、一旦寝てしまうと30分程度では起きられず、1時間や2時間も寝てしまいます。また、昼間は何とか乗り切ったと思ったら、今度は夕方から夜にかけて寝てしまったということもありました。電車や車の助手席などは特に眠りやすく、気をつけなければいけない場所でした。

はじめはなかなかうまくいかず、昼寝をしてしまうことで夜が眠れず、決まった時間に起きられないということが何度もありました。はじめから完璧にできるわけがないとわかりながらも、うまくいかないとその度に落ち込んでいました。

目標を2段階にわける

しかし、目標の設定方法を変えることでだんだんうまくできるようになってきました。それは、できれば達成したい目標と、最低限達成しなければならない目標の２つの段階をつくったことです。できれば達成したいことは、「毎日昼寝をしない」ことです。しかし、その当時はできていませんでした。

そこで、目標のレベルを下げて達成できる機会を増やしていきました。私が実際に設定した最低限達成しなければならない目標は、「どうしても眠たい時は昼寝OK。ただし昼寝しても30分以内、午後の早い時間に限る」ということです。30分以内や午後の早い時間に昼寝をすることで、夜への睡眠への影響を減らすことができます。昼寝をする際はコーヒーなどでカフェインを事前に摂取して、起きやすくする工夫もしました。

「カフェインを摂取すると目が冴えて昼寝できないのではないか」と感覚的に思ってしまいますが、実はカフェインの覚醒効果が出るのはカフェインを摂取してから30分程度経ってからなのです。この性質を利用すると、昼寝する前にカフェインを摂ることで、ちょうど目を覚ましたい時間に効果が出てきて、起きやすくなります。コーヒーやエナジードリンクなど、飲んだらすぐ目が冴えてくるような気はしますが、それは気持ちの問題が大きいのかもしれません。

このように完全に昼寝を禁止するのではなく、少しゆるい目標を設定することで成功する確率も上がっていき、自信もついていきました。その後は昼寝をしてよい日を週○日までと決めて、それを少しずつ減らしていきました。するとだんだん昼寝をする日も少なくなり、睡眠も安定してきたので、結果的に昼寝はほとんどしないというレベルにまでなりました。

目標設定を変える以外に役立ったのは、どうしても昼寝をしたくなった時にやることを決めておくことです。眠気覚ましの対処法を考えておくことで、昼寝を防ぎます。私の場合は、座っているとうとうとして、最終的に寝転がってしまうので、激しい眠気を感じるととりあえず立つようにしました。立ってからすることはその時次第でしたが、たとえば少し散歩したり、掃除や洗濯などの体を動かせることをしたりして眠気を吹き飛ばしていました。

刺激制御法と平行して日中の行動目標を実行していくことで、私の睡眠もかなり改善していき、前の会社の退職から1か月程で、実家の近所の塾で仕事を再びはじめられるようにもなりました。

寝る前はこころと体を意識的にリラックス

寝る前のすごし方もカウンセリングの際に教えてもらったり、自分なりに工夫したりしていたので、簡単にご紹介したいと思います。寝る前の時間で意識していたのは、こころと体をリラックスさせることです。

こころのリラックス

まず、こころについては、仕事に関することや日々の悩みごとは、寝る30分前に終えるようにしました。それまでは、就寝時間直前まで仕事のことや日々の悩みを考えていることが多くありました。そうすると、ベッドに入っても頭の切り替えがうまくできずに、ベッドの中で考え事をしてしまったり、脳が興奮してなかなか寝つけなかったりということが頻繁にありました。人間は機械のように簡単に覚醒というONの状態と睡眠というOFFが切り替えられるわけではありません。どうしても起きている状態から睡眠という休息状態へ移り変わるには、時間が必要です。

そこで、意図的にこの移り変わりの時間、つまり、寝る前のリラックスの時間をつくることにしました。時間を設定することで切り替えがしやすくなり、スケジュールが組みやすくなったのです。どうしても時間内に終わりそうにない時は、紙にこれから考えるべきことを書き出して、次の日に回すように決めました。

もちろん、毎日これを守れるかといえばそうではないのですが、リラックスする時間を設定することで、それまでに比べてずいぶんスムーズに眠れるようになったのです。

体のリラックス

次に、体については、体の緊張をとるようにしました。体の緊張は寝つきを悪くしたり、睡眠の質の悪化につながったりします。特に私は普段から体に力が入りやすく、肩こりはもちろん全身に緊張感を抱いていたので、体のリラックスはとても重要だと考えていました。

体の緊張を和らげ、リラックスさせるための方法として取り入れたのが、カウンセリングの際に教わった、「漸進的筋弛緩法」です。漸進的筋弛緩法とは、体の力を入れたり抜いたりを繰り返すことで、体の緊張を和らげる方法です。具体的なやり方については、第3章でご紹介します。

正直、はじめは力が抜けていく感覚がわかりにくい部分もあったのですが、何度か繰り返していくうちにだんだん体の緊張がとれるようになってきました。寝る前だけでなく、日中も行うことで肩こりなども楽になったような気がします。

漸進的筋弛緩法だけでなく、軽いストレッチを取り入れたり、自律訓練法という自律神経を整える方法なども余裕がある時に取り入れたりしていました。

不眠が続くことで、ベッドに入る時間が近づくと「今日は眠れるだろうか……」とこころも体もいつの間にか緊張することが多かったのですが、こころと体を意識的にリラックスさせる時間を設けたことで、眠りやすい状態をつくれたのではないかと思っています。

自分の睡眠を研究してみた

睡眠日誌というビッグデータ

不眠の認知行動療法による治療をはじめてから数か月経ち、睡眠日誌による記録もかなりたまってきました。すると、睡眠日誌からだんだん自分の睡眠の傾向がわかってきたのです。たとえば、どれぐらいの睡眠時間をとると日中の眠気が少なく、活動的でいられるかということであったり、日中どういうすごし方をすれば睡眠がよくなるかであったりなどです。

自分の睡眠がわかることで改善する方法が見えてきたり、たとえ一時的に状態が悪化してもリカバリーする方法が見えやすくなったりします。悪化しても「自分で戻せるんだ」と感覚的に思えることは、ずっと睡眠に不安を感じていた私にとって非常に大きいものでした。

睡眠実験

また記録と照らし合わせることで、快眠のための実験をすることもできます。たとえば、私が行った実験の１つはカフェインの睡眠への影響を調べることです。カフェインの与える影響は個人差があり、睡眠への影響がかなり大きい人もいればそうでもない人もいます。また効き目も意外に長く、摂取してから４〜６時間程度効果が持続するといわれています。

私は当時からコーヒーが大好きでした。はじめは眠気覚ましで飲んでいたものが、いつの間にか眠気に関係なく好んで飲むようになりました。このカフェインですが、不眠の問題にぶちあたった時には、まずはじめに目がいきやすい問題です。そして私も例にもれずカフェインをやめようと考えました。しかし、コーヒーを飲むことが習慣であり楽しみになっていた私にとっては、カフェインをやめることは精神的にストレスを感じるものでした。また、自分としてはカフェインで睡眠が悪化しているという自覚がなかったのです。

そこで、カフェインを摂取する場合としない場合でどれほど睡眠に変化があるか、睡眠日誌で見ていったのです。睡眠日誌から見て確かにカフェインが睡眠へ影響しているとわかれば、納得してやめられる気がしたからです。実験してみてわかったのは、夕方以降のカフェインは確かに睡眠に影響を与えているということでした。一方で昼間のカフェインはあまり関係がなく、むしろ我慢したストレスが原因なのか昼間に飲まない日の方が調子がよくないということもありました。

この実験の結果から、昼間のカフェインはＯＫ、夕方以降どうしても飲みたくなった時はカフェインレスのコーヒーを飲む、ということにしました。

その他には、運動がどれぐらい自分の睡眠に影響を与えているかも実験したことがあります。適度な運動は睡眠によいということは感覚的にもわかりやすく、眠れない時の対処法として多くの人が取り入れる方法です。しかし、私にとっては運動することで昼寝やうたた寝が増えたり、疲れから早めにベッドに入ってしまったりするという感覚もありました。そこで、睡眠日誌と照らし合わせてみたところ、やはり昼寝やうたた寝が増加し、その結果運動をした日の方が睡眠がよくないという結果がわかりました。運動の効果よりも、昼寝やうたた寝、ベッドに早く入ってしまうという弊害の方が大きいことがわかったので、一旦運動を取り入れるのはやめることにしました。

このように、睡眠日誌を見ながら分析していくことで、自分の睡眠の特徴や睡眠をよくするために自分には何が必要かということに気づくことができました。睡眠には個人差があり、必要な睡眠時間から快眠の法則までそれぞれ違っています。睡眠日誌は、そんな1人ひとり違う、自分だけの睡眠に気づくきっかけを与えてくれる非常に役立つツールなのです。

個人的には、睡眠がわかることで睡眠の改善につながっただけでなく、自分に合った働き方や生き方を知ることができました。こちらに関しては、第4章で詳しくご紹介します。

睡眠薬をやめて、約20年の不眠からの卒業

不眠の認知行動療法の効果が出はじめた

その後は睡眠も安定してきて、だんだん体調も回復してきました。この時にはもともと寝つきまで3時間程度かかっていたものが、1時間以内には寝つけるようになっていました。

また、地元の塾の仕事では、最初は疲れなどもありましたが、しばらく経つと体も慣れてきたのか問題なく働けるようになっていました。睡眠が改善してきたことに加え、「無理に朝型にならなくてよい」と開き直り、それに合った仕事を探せたこともポイントだったように思います。不眠と働き方という点については、第4章で詳しく書いていきます。

ついに睡眠薬をやめようとする

仕事の再開と同時に、5年以上飲んでいた睡眠薬をやめることにも挑戦しました。

この時に挑戦した方法は、「漸減法」というやり方です。

ちなみに、漸減法以外にも睡眠薬を減らす方法はありますが、どの方法がよいか、どれぐらいのペースで減らしていくべきかといったことは、睡眠薬の種類や個人の状態によっても変わってきます。減薬に挑戦する時は、必ず主治医の指導のもと行ってください。特に、自己判断で勝手に行うことは、絶対にやめましょう。

なぜなら、「反跳性不眠」といって、睡眠薬を服用しはじめる前より症状がひどくなって眠れなくなってしまうからです。反跳性不眠を経験した人は、睡眠薬がない恐怖感をより強く持ってしまい、余計やめにくくなってしまうこともあります。

私の場合、漸減法により、２週間程で４分の１錠ずつ減らすことにしました。はじめはかなり順調に進み、それまで複数錠飲んでいたものが数か月で１錠にまで減らすことができました。そしてこの頃には、既に一通り不眠の認知行動療法での治療を終えていたので、一旦はカウンセリングはせずに減薬を進めていくことにしました。不眠の認知行動療法による治療は６～８回で１セットの場合が多く、期間としては３～６か月というのが一般的です。

減薬は、１錠まではかなり順調に進んでいたものの、１錠から減らすことは思った以上に時間がかかりました。それでも1か月に4分の1錠ずつ減らし、残り4分の1錠のところまでは比較的順調に進めることができました。

実は、大学時代にも何度か減薬に挑戦していましたが、ことごとく失敗してきました。「今回はなぜこんなにうまくいったのだろう」と自分でも不思議に思うことがありました。改めて考えてみると、うまくいった理由として、不眠の症状がよくなっているという点が大きかったのではないかと振り返って思います。睡眠薬は眠れない状態をサポートするものですので、もともとの状態が変わらなければ、睡眠薬をやめてしまうとまた眠れなくなってしまいます。もともとの状態を改善し、まずは睡眠薬を服用しながらでも眠れる状態がつくれたこと、不眠の認知行動療法を実践することで睡眠薬を減らしてもきっと大丈夫だろうと自信が持てたことで、睡眠薬というサポートを少しずつなくしていけたのではないかと思います。

4分の1錠という最後の壁

しかし、順調に進んでいた減薬ですが、4分の1錠と完全に飲まないというのには、とても大きな壁がありました。何も飲まないでいざ寝ようとすると強い不安感にさいなまれてしまうのです。不安感に打ち勝ち何とか飲まないますすごすと、やはりいつもより寝つけず、睡眠の質もかなり下がってしまいました。「やっぱり睡眠薬をやめるのは無理かも……」。そんな思いが何度もよぎりました。

４分の１錠であれば睡眠薬としてもたいして効果がなく、飲み続けていても問題ないかもしれません。よい睡眠をとるために、睡眠薬を飲むことが必ずしも悪いことではありません。人によってはそれがよい選択肢であることも、十分あり得ます。

ただ、私にとっては、「睡眠薬を飲む＝睡眠に不安がある」という状態であり、睡眠への不安に取り憑かれた人生になってしまうと感じていたのです。

たとえば、旅行に行く時に、睡眠薬を忘れずに持っていったかが不安で旅行が十分楽しめなかったり、「睡眠薬を飲んでいる状態では思いっきり働けない」という思いが消えなかったりと、精神的な不安感や自己効力感を制限する原因になっていました。だからこそ、いままでの不眠の苦しみや不安を断ち切る意味も含めて、睡眠薬をどうしてもやめたかったのです。

4分の1錠対策

何とか成功させたいという一心のもと、断薬までの戦略を練り直しました。これまで減薬をしてきた時もそうですが、減らしはじめは眠れなくなりますが、しばらくすると少しずつ慣れてきて徐々に眠れるようになります。この「眠れない時期」をどう乗り切るかが私の中で重要でした。

これを乗り切るために、まずは翌日仕事が休みの日だけ睡眠薬を飲まないようにしました。そこで、「睡眠薬を飲まなくても最終的には眠れる」という成功体験を積もうと考えたのです。次の日仕事があると仕事に影響してしまったり、仕事への影響を不安に思い、どうしても睡眠薬を飲んでしまったりするので、まずは休日から攻めていきました。

次にもう1つの戦略は、長い目で断薬までの道のりを考えることです。これまでは長くても1か月スパンで量を減らしていきましたが、今回は3〜6か月という長期スパンで考えました。長期スパンで考えることで、1回の失敗に落ち込まず、ゆっくりと成功体験を積み重ねることができます。「失敗にばかり注目せず、成功した部分を褒めること」は不眠の認知行動療法だけでなく、減薬する上でもとても大事なポイントでした。

そうして、だんだん睡眠薬を飲まなくても眠れる日が増えてきました。たとえ多少眠りが悪くても、「1日ぐらいなら大丈夫」と思えるようになってきたのも大きいことでした。

慣れてくると休日だけに試していたことを、平日にも実践していきました。薬を飲まない日を1日、2日、3日……と増やしていきました。そしていつしか、睡眠薬を飲むか飲まないかということ自体が気にならなくなっていきました。減薬を開始して約1年、私はついに睡眠薬の断薬に成功しました。

そしてついに、約20年の時をかけ、やっと私は「眠れない」呪縛から解き放たれたのです。

専門家は不眠治療のパートナー

専門家との相性が治療を変える

主体的に治療に取り組むにあたって、主治医や臨床心理士などの専門家は不眠治療の非常に重要なパートナーになります。そのため自分に合った専門家を選ぶことは、自分に合った治療法を見つけるのと同じぐらい大事です。私はこれまで進学や就職の関係もあり、4人の医師と2人の臨床心理士のもとで治療を行ってきました。

当然のことですが、1人ひとり性格やタイプは違います。共通して優しく穏やかな医師や臨床心理士が多かったのですが、中には「この先生には何だか素直に話せないな」と感じたり、「眠れないつらさを全然わかってくれないな」と感じたりする先生もいました。

一方で、「この先生だったら何でも相談できるな」と感じたり、「この先生と話していると元気が出てくるな」と感じたりする先生もいました。医師や臨床心理士の個々人の資質もあるのかもしれないですが、多くの場合、相性が影響しているのではないかと思います。

１人ひとり自分が合う人は違ってきます。友人や家族が「あの先生いいよ」という先生やインターネットの口コミで評判のよい先生が、あなたにとっても相性がよい相手とは限りません。

ここまで私が相性にこだわるのは、それによって行動が変わってくると考えているからです。不眠治療という場だけでなくても、相性によって行動が変わってくるということは日常生活の中でもあります。たとえば、同じ提案をされたとしても、「この人がいうならがんばろう」と思うこともあれば、逆に「この人のいうことは正しいけど、何となく気分が乗らない」と思うこともあるでしょう。同じ悩みでも相談しやすい人とそうでない人もいます。それは不眠治療の場合も同じです。そういった行動の積み重ねが、最終的に治療の結果に関わってくると感じています。

上から目線ではない専門家が治療を変える

また、相性以外に、対等に接することができるかということも大事ではないでしょうか。「パートナー」という言葉を使ったのにはそんな意味もあります。どうしても医師や臨床心理士という専門家と患者の関係だと、上下関係が生じがちです。専門家側が意識しなくても、患者側が勝手にそう思ってしまうこともあります。しかし、上下関係を意識してしまうと、本当の気持ちがいえなかったり、どうしても「治療してもらっている」という感覚になったりして、受動的になってしまいます。

実際に私も、医師や臨床心理士に怒られたくないと、症状について嘘の申告をしてしまったこともあります。それで一時的にはよかったとしても、不眠が治るという最も手に入れたい成果とはかけ離れていくことになります。

そんな自身の経験もあり、自分に合った専門家選び、パートナー選びは、不眠治療においても大切です。もし現在の主治医や担当の臨床心理士と相性が悪い場合は、一度不満や日々感じることを伝えてみるのも1つの手です。専門家にとっては無意識にやっていることでも、患者側にとっては不快に感じることもあります。相手もプロですから、患者側の不満やニーズがわかればそれに応じて対応を変えてくれる場合も多いです。もし伝えてみてもいままでと変わらないのであれば、担当を変えてもらったり、別の病院に行ったりという選択肢も考えてみるとよいでしょう。

治療がうまくいかないと、「うまくいかないのは自分のせいだ」と思う人もいるかもしれませんが、先生を変えてみたり、別の病院に行ってみたりすることで進展が見られることもあります。むやみやたらにドクターショッピングをするのはよくないですが、専門家との相性も一度検討してみるとよいでしょう。

サポートと覚悟が不眠改善の決め手

不眠の認知行動療法の治療を開始してから数か月経った頃、睡眠薬の服用以外の治療や改善法の実践でここまで続いたのははじめてだと気づきました。時には「つらいな」とか「もう諦めようかな」と思いながらも続けられたのには、大きく2つの要因があったと思います。

周囲のサポートと理解

1つはサポートがあったことです。主に、病院の担当の先生と家族のサポートです。まず先生ですが、不眠の認知行動療法に関しては、いまやワークブックもいくつか出版されており、家で1人で実践することも可能です。しかし、これまで見てきたように、睡眠で悩む人にとっては、なかなか実践することが大変な内容でもあります。

1人でやっていればこころが折れて、結果が出る前に諦めていたかもしれませんが、定期的に診察があることで、「次回の診察まではがんばろう」と思えたり、わからないことや不安なことがあった時に先生に質問し、その場で疑問を解決できたりすることも、続ける上で非常にプラスになりました。

また、不眠の認知行動療法では普段の習慣を変える必要もあり、周りの理解も大切です。1人暮らしなら問題はありませんが、家族と住んでいる場合などは、家族の理解なくしては治療が難しいそうだと感じています。

たとえば、「眠たくなるまでベッドに入らない」などは、家族から見れば「もっと早くベッドに入らないから眠れないのだ」とつい注意してしまいたくなるような方法です。しっかりと背景を説明し、理解してもらうことで、ストレスも減り実行しやすくなりました。働いている人にとっては、職場の理解なども重要になってくるでしょう。

しかし、家族や友人が治療に反対していたり、不眠について理解してくれなかったりということもあります。私の場合は家族が治療に積極的でしたが、実はもともとはあまり歓迎されていたわけではありません。家族は、睡眠薬を服用していること、精神科や心療内科に行くことにかなり抵抗感がありました。不眠治療のことで、口論になったこともありました。

最終的に病院をすすめてもらえるまでになったのは、休職中の私を何とかしなければいけないと思っていたことに加え、私が通うことになる病院に睡眠外来があったということで、心理的なハードルが下がったこともあったようです。治療内容は同じでも名称が違うだけで、印象が違うことはよくあります。睡眠外来、睡眠専門の病院を選択するというのは、家族の反対を抑える1つの手だと思います。

また、どういったことで悩んでいて苦しいのか、病院では実際どういった治療を行うのか、を家族や友人にしっかり伝えるということも大切です。どうしても人は知識がないことや経験がないことは理解しにくいものです。自分で説明が難しいようであれば、家族や友人と一緒に診察を受けるのもよいでしょう。医師や臨床心理士など専門家からしっかり説明を受けることで、治療に対する理解が深まります。理解されれば、頭ごなしに反対されることも減ってくるのではないでしょうか。

家族や友人に正しく理解してもらうことで、反対が減り、そして応援やサポートしてもらえるようになれば、不眠治療にとって非常に大きな力になります。

自分自身の覚悟

そしてサポート以上に私にとって大切だったのは、覚悟でした。「ここで絶対に不眠を治すんだ」という覚悟です。私は、「ここで治せないと社会に復帰できない」というぐらいの気持ちで臨んでいました。さらに京都から東京に通うために貯金をはたいて治療を行っていたというのも、「これだけ投資した分がんばらなければ」という感情にしてくれました。

覚悟は大事ですが、心身の状態が悪く、覚悟を決められない時もあると思います。そんな時は、まずはある程度まで状態を回復させることを優先させてください。調子がよくないまま無理をして取り組んでも、逆効果になりかねません。時には睡眠薬や他の薬も活用しながら、心身を安定させることが大切です。

また、時間に追われている状況では、なかなか覚悟を決めて、新しいチャレンジをすることは難しいでしょう。ストレスをできるだけ減らしたり、ゆっくりできる時間を確保したりして、不眠改善に取り組む準備を行うのもとても大切なことです。

「耐えられないほどでもないし、まだ治療は先でいいや」と思う人もいるかもしれません。大学時代の私がまさにそうでした。しかし、症状がひどくなる前に対処するということは、後々を考えるととても大切になってきます。たとえば、不眠が原因で何か病気になると完治するまでにはかなりの時間がかかります。不眠が原因で大きなミスや事故を起こしてしまうと、取り返しのつかないことになるかもしれません。

また、どんどん症状がひどくなってくると、不眠改善のための行動を起こすことさえ難しくなってくるでしょう。まだ少しでも余裕がある早い段階で、自分の不眠に向き合って治療を行ってほしいと、一経験者として強く思います。

第3章

「不眠の認知行動療法」実践マニュアル

実践マニュアルの使い方

第3章では、第2章でも触れたように、私が不眠克服の際に実践した不眠の認知行動療法のやり方を実践マニュアルとして紹介します。実践マニュアルは4つのStepで構成されています。Step1から順番に進めてください。はじめからすべてのStepの内容を行おうとすると、どれも中途半端になり結果が出にくくなります。焦らずに1つずつマスターしていきましょう。

1つのStepの期間は1～2週間が目安ですが、個人の進捗状況に合わせながら、進めてください。どうしてもStep通りうま

図表3－1　「不眠の認知行動療法」実践マニュアルの進め方

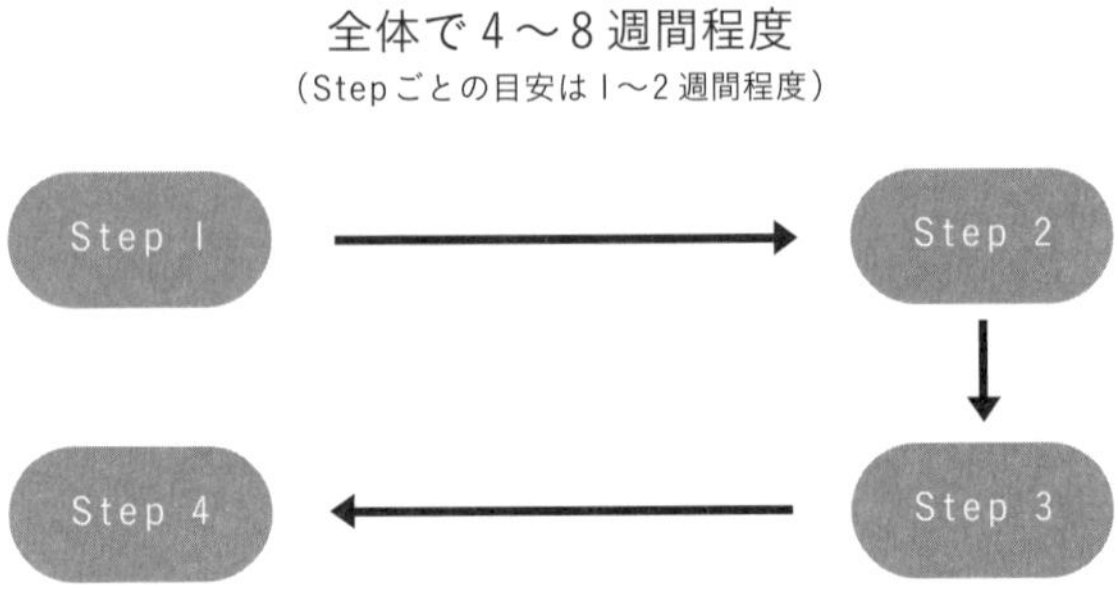

くできない場合は、一旦Ｓｔｅｐを飛ばすなどして、余裕がある時に再度チャレンジしてみましょう。

不眠の認知行動療法の基本的な考え方

不眠の認知行動療法の具体的なやり方について紹介する前に、第1章でも触れましたが、不眠の認知行動療法の基本的な考え方や、不眠の認知行動療法を実践する上で知っておくと理解度が増す睡眠に関する知識についてお伝えします。

少し遠回りに見えるかもしれませんが、しっかりと知識を持つことで、不眠の認知行動療法への理解度が深まるだけでなく、モチベーションの維持にもつながるのです。

短期的な「安心」より、長期的な改善を目指す

まずは不眠の認知行動療法の基本的な考え方です。不眠の認知行動療法は短期的な「安心」や「快適さ」よりも、長期的な睡眠の改善を目指す手法です。不眠の認知行動療法では、不眠を引き起こしている日々の習慣（行動）や考え方（認知）を改善し

ていきます。

改善していく習慣には、不眠で悩む人が自分なりに苦しみを減らす工夫として行ったものが多いのです。それを実践することで短期的に見ると安心したり、苦しみが一時的に和らいだりするものも多いです。しかし、一時的には和らいでも、実はその習慣が不眠を持続させている原因であるということが多々見られます。それに対し、不眠を持続させる習慣を改善することで、不眠の改善を目指すという方法が不眠の認知行動療法の基本です。それは短期的に見れば、不安を引き起こしたり、眠れない苦しみを増加させたりするかもしれません。

図表 3 - 2　**不眠の認知行動療法の効果のあらわれ**

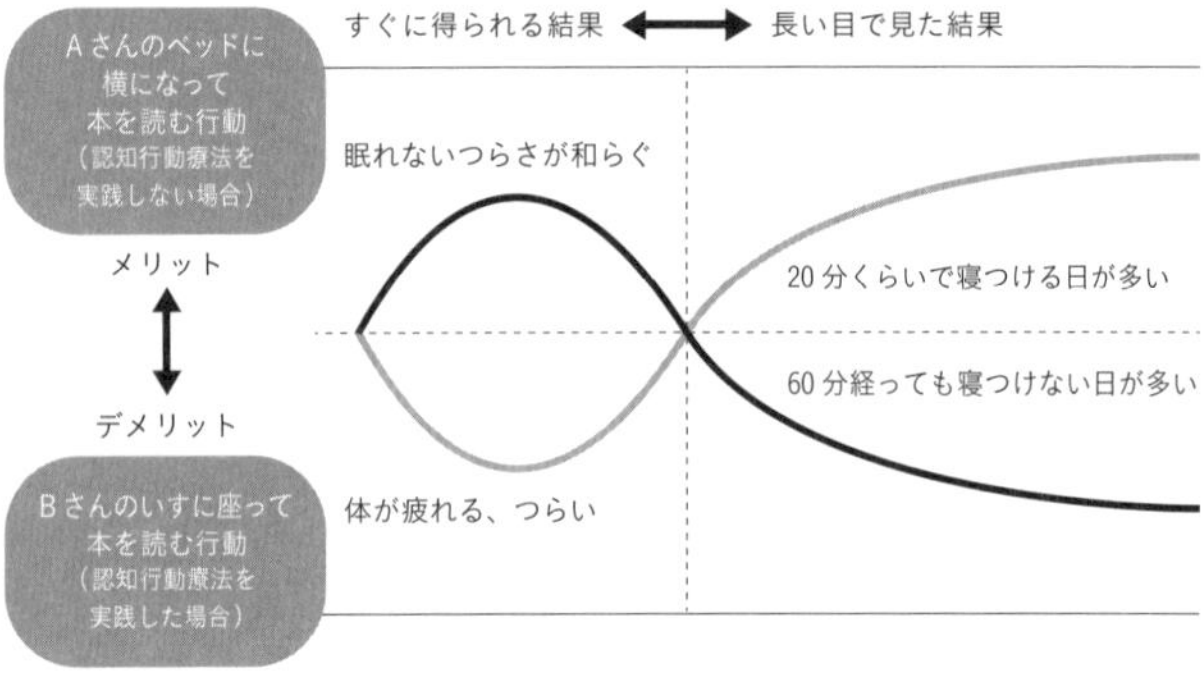

出典：井上雄一・岡島義『不眠の科学』（2012 年、朝倉書店）28 頁（付録 2）をもとに筆者作成。

しかし、不眠の認知行動療法は短期的な「楽」や「安心」ではなく、長期的な改善を目指す方法です。この考えを事前に理解しておくのは、不眠の認知行動療法を実践する上で非常に重要になります。一時的にはつらくても、それが長期的に見れば効果が大きいと知ることで、初期のつらさに耐えることができるからです。

また、現在の習慣や考え方が長期的スパンで見ると望ましくないということがわかれば、「この習慣や考え方を直そう」というモチベーションにもなります。実践していく中で、つらく感じた時はぜひこのことを思い出してください。

「行動」と「考え方」にアプローチする

不眠の認知行動療法は「認知行動療法」という名称の通り、睡眠を悪化させる「行動」と「考え方」にアプローチすることで、睡眠の改善を目指します。

行動という面では、たとえば睡眠を悪化させる習慣を改善したり、リラックスした状態を生み出して睡眠に適した心身の状態をつくったり、といったことなどがあります。その効果に関しては、『4週間でぐっすり眠れる本』（岡島義著）によれば、欧米諸国を中心に1970年代から行われてきた40年以上の研究の積み重ねにより、「睡眠薬と同等か、それ以上の効果がある」と結論づけられています。
考え方という面では、不眠を引き起こすような考え方について見直していきます。たとえば、「眠れなければ重大な健康問題が起きる」といった過度な睡眠の影響に対する心配や、「8時間眠らなければいけない」といった睡眠の必要性に対する行きすぎた考えなどがあります。こういった考え方により、不眠を引き起こすような行動が増えたり、睡眠に対する緊張や恐怖感が生まれたりすることで、不眠につながってしまいます。

このようにして、正しい知識を学ぶことや睡眠に関する自分の行動や考え方を客観的に分析することで、不眠につながる考え方を少しずつ改めていくことができます。また、行動を変えていくことで、自然に考え方も変わっていくということもあります。この本で紹介する不眠の認知行動療法では、認知（考え方）と行動の2つの中でも特に行動に焦点をあてています。本格的に認知（考え方）についてアプローチすることは1人では難しいケースが多いので、病院などで医師や臨床心理士などの専門家と一緒に進めていくのがおすすめです。

そもそもなぜ人は眠くなるのか

ここからは、不眠の認知行動療法を行う上で知っておくと実践がしやすい睡眠の知識について説明します。不眠の認知行動療法を実践する上で、また大きくは不眠を考える上で、「そもそも人はなぜ眠くなるのか」について知ることは非常に重要です。不眠で悩む皆さんはいろんな本やインターネットなどで、快眠法について情報を入手されているかもしれません。しかし、こうした情報は具体的な手法がベースで、それがなぜ睡眠によいのかという仕組みまで書かれていないことが多いです。基本的な考え方を知っていると応用がききやすく、理解がしやすくなりますし、世間の誤った情報と正しい情報を見わける際にも役立ちます。

体内時計の仕組みとは?

２０１７年のノーベル生理学・医学賞の受賞でも注目され、日常的にも聞く体内時計という言葉ですが、体内時計とは人間の体のリズムをつくるもので、そのリズムに従って体の中で体温の変化やホルモンの分泌などが行われ、人間の活動をコントロールしています。日本人の体内時計は平均で24時間10分程度といわれており、個人によって多少違いがあるものの、だいたい24時間なので概日リズム（サーカディアンリズム）とも呼ばれています。「体内時計25時間説」も広く知られている睡眠の知識ですが、実は誤ったものです。

体内時計により、睡眠に大切なホルモンの分泌や体温の変化がコントロールされることで、人は眠くなるのです。そしてよくいわれる「起きてから日光をしっかり浴びる」ことが睡眠にとって大切とされている理由こそ、この体内時計の調節のためです。先ほど説明したように体内時計は24時間ぴったりではない場合が多く、そのまま放っておくと、どんどん生活のリズムと体のリズムがずれていきます。これを調整するのが、太陽の光などの強い光なのです。

さらに、太陽の光などの強い光を浴びることで、起床後14～16時間すると睡眠を促すホルモンである「メラトニン」がしっかり分泌されて眠りやすくなるのです。逆に、寝る前に強い光を浴びると、体内時計を遅らせたり、「メラトニン」の分泌を抑制させたりするなど、睡眠にとって悪影響を及ぼします。スマートフォンの光やコンビニエンスストアの光が睡眠によくないといわれるのはこうした理由があります。

体内時計のリズムは日中の眠気にも関係しています。たとえば、昼食後に眠たくなるのも体内時計の仕組みが関係しています。昼食後の眠気の理由として、食べ物を胃で消化するためとも考えられますが、それであれば朝食後も夕食後も同様に眠くなるはずです。しかし、実際は昼食後の時間帯の眠気は他の食事後の眠気より多い、ということがわかっています。その理由が体内時計のリズムです。もちろん起床時刻によって前後しますが、昼食後の時間帯は体内時計のリズムとして眠気が増すのです。

「睡眠禁止ゾーン」とは？

眠気のリズムとして、不眠の認知行動療法を実践する上でぜひ知ってもらいたいのは、「睡眠禁止ゾーン」です。睡眠禁止ゾーンとは、就寝前2～4時間に眠気がおさまり、眠りにくい時間帯のことを指します。そのため、自分が眠れる時間より早くベッドに入っても、なかなか寝つけなかったり、寝つけても深く眠れず、すぐ目が覚めたりするなどのことが生じてしまいます。いつもより早くベッドに入ったからといって、その分早く眠れるとは限らないのです。睡眠禁止ゾーンを知っておくことで、不必要に眠れない苦しみを味わう状況を減らすことができます。私も不眠で苦しんでいた時は、自分が眠れる時間より早くベッドに入り、眠れない時間をすごしていましたが、睡眠禁止ゾーンを知ることで、「いま眠れないのは睡眠禁止ゾーンだからだ」と考えることができるようになり、こころが楽になりました。

深部体温のリズムとは?

眠気と関係が深いのが体温のリズムです。体温と睡眠もまた大いに関係があります。ただ体温といっても、熱が出た時に計る表面の体温ではなく、内蔵や脳など体の中の温度である深部体温が睡眠と

図表3－3　**睡眠禁止ゾーンと眠気のリズム**

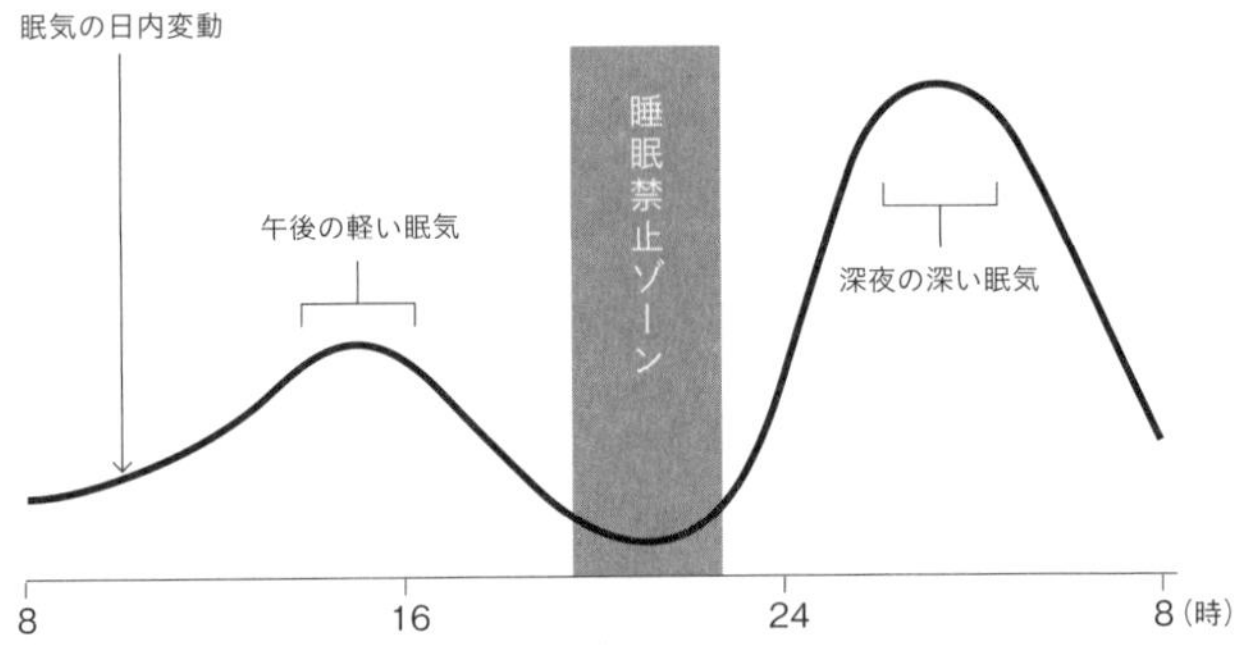

出典：三島和夫『朝型勤務がダメな理由』（2016年、日経ナショナルグラフィック社）167頁をもとに筆者作成。

関係しているのです。人は深部体温が高い時は活動的で、逆に深部体温が下がると眠気を感じ睡眠をとります。つまり、眠りたい時間にしっかりと深部体温が下がっているということが、よい睡眠をとる上では大事なのです。「ぬるめのお湯に入浴することで睡眠が深くなる」といわれる理由はここにあります。寝る1～2時間前に入浴することで一時的に深部体温を上げ、その反動で一気に深部体温を下げることで、就寝時刻には眠りやすい体の状態になるのです。深部体温を下げる際は手足から熱を逃がす場合が多く、そのため眠たくなると手足が温かくなります。

また、徹夜明けで眠気が強いにもかかわらず寝つきが悪かったり、あまり深く眠れなかったりする理由も、深部体温が深く関係しています。普段朝起床して夜眠るリズムの人では、朝が近づけば体は自然に深部体温を上げ、活動ができるように準備をしていきます。朝に寝ようとすることは、体が活動的にしようとがんばっている状態の時に休息をとろうとしている状態です。体のリズムと矛盾することで、眠りにくくなるのです。

恒常性の仕組みとは？

「恒常性の仕組み」とは、ホメオスタシスとも呼ばれ、体の状態を一定に保とうという体内の仕組みです。睡眠の場合であてはめると、「疲れたから眠る」や「長く起きたから眠る」といったことがわかりやすい例です。運動をたくさんして体がヘトヘトに疲れている時はぐっすり眠れたり、早起きした日や徹夜した日はぐっすり眠れたりする理由は、この恒常性の仕組みで説明できます。

疲れがたまったり、長く起きることで睡眠に対する欲求が高まったりするほど、体はもとの元気な状態に戻そうと深い睡眠が多くなり、睡眠の質も上がります。後ほど説明するＳｔｅｐ４「睡眠制限法」は、このリズムをうまく利用したものです。

Ｓｔｅｐ１　睡眠日誌を書く

ここからは、不眠の認知行動療法の実践マニュアルに移ります。Ｓｔｅｐ１は、睡眠日誌を書くことを取り上げます。私もはじめのカウンセリングで先生から提示された目標が、この睡眠日誌を書くということでした。睡眠日誌を使って日々の睡眠状態を記録していきます。睡眠日誌の記録は不眠の認知行動療法を実践する上で基本になるもので、この記録をもとに睡眠スケジュールの設定を行うだけではなく、自分の睡眠を記録・観察すること自体にも効果が期待できます。私もはじめは「睡眠日誌を書くだけで本当に効果があるのか」と不安になったこともありました。

しかし、実際に睡眠日誌を1～2週間書いてみると、自分の睡眠について自分はよくわかっていなかったと気づくことができました。毎日同じように眠れないと思っていたのですが、実は寝つきがよい日もあったり、あまり眠れていない日でも意外に日中しっかりと活動できていたり、などといった発見があったのです。

一時期、「レコーディングダイエット」といって、日々食べたものとそのエネルギー量を記録していくというダイエット法が流行しましたが、考え方としては似ているのではないかと思います。日々睡眠を記録することで、自分の睡眠の状態や特性に気づいたり、睡眠を悪化させる習慣や考え方に気づいたりするきっかけになります。さらに、不眠の認知行動療法を進めていく中で、自分の睡眠の変化を客観的に知るという点でも、睡眠日誌は非常に役に立ちます。

この本では睡眠日誌の一例を図表3－4として掲載していますが、アプリやパソコンで記入されたいなどといった場合は、睡眠日誌の項目を参考に、自分の記入しやすい方法でご記入ください。

睡眠日誌の実践の流れ

ここからは、睡眠日誌の実践の流れを具体的に説明します。

(1) 睡眠日誌を用意する

まずは睡眠日誌を用意しましょう。この本の睡眠日誌を事前にコピーするなどして、起きたら睡眠日誌を書ける状態にしておきます。

(2) 起きたら忘れないうちに記録する

起床したら、できるだけ早いうちに睡眠日誌に睡眠の様子を記録しましょう。正確な時間を覚えていなくてもかまいません。自分の感覚で記録してください。

（3） 1～2週間ごとに平均の数字を出す

1～2週間などある程度記録がたまってきたら、平均を計算しましょう。平均を計算することで、日々の記録とはまた違った視点で、自分の睡眠を観察することができます。また、この平均の数値を利用して、後ほど紹介するＳｔｅｐ４「睡眠制限法」においてスケジュールの設定を行います。

（4） 定期的に睡眠の振り返りを行う

記録して終わりではなく、1～2週間ごとに定期的に振り返りをしましょう。1～2週間の様子を思い出しながら、その週の睡眠のよかった点や改善すべき点を挙げることで、次の週への改善につながります。振り返りの際には、改善すべき点やできなかった点にばかり注目せず、できるだけよかった点、うまくいった点に注目して振り返ることが継続していくポイントです。

	日付							
	日	日	日	日	日	日	日	1週間の平均（分）
	曜日	曜日	曜日	曜日	曜日	曜日	曜日	
	睡眠効率（睡眠時間 ÷ ベッドの上にいた時間 ×100）							(%)

図表３－４ **「睡眠日誌」**

質問
1．昨晩、寝床に入った時刻は？
2．電気を消して寝ようとした時刻は？
3．電気を消した後、約＿＿分で眠りましたか？
4．夜、寝た後に＿＿回目が覚めてしまいましたか？
5．目が覚めてしまった後、どのくらい眠れませんでしたか？（分）
6．今朝、最初に目が覚めた時刻は？
7．寝床から出た時刻は？
8．起きた時、どれくらいよく眠れたと感じましたか？ まったく　　いくらか　　非常に眠れた 1　2　3　4　5　6　7　8　9　10
9．日中の活動にどのくらい支障をきたしましたか？ まったく　　いくらか　　非常にきたした 1　2　3　4　5　6　7　8　9　10
10．睡眠時間（分）
11．ベッドの上にいた時間（分）

出典：岡島義『４週間でぐっすり眠れる本』（2015年、さくら舎）154～155頁をもとに筆者作成。

睡眠日誌の実践のポイント

(1) 睡眠日誌は、できるだけその日のうちに書く

睡眠日誌のポイントの1つは、その日のうちに書くということです。平日は忙しいので週末にまとめて書こうと思っても、数日経つと記憶はあいまいになります。また毎日記録することで、短い時間でも自分の睡眠を毎日振り返ることになり、睡眠の変化や特徴に気づきやすくなります。

(2) 正確な数字にこだわりすぎない

睡眠日誌を書く時は、あまり正確な数字にこだわりすぎないようにしましょう。正確な数字を記録しようと思うと、寝つけない時や夜中や朝方に目が覚めた時に時計を確認するようになりがちです。時計を確認することで、眠れないことに対する不安や焦りが高まり、余計眠れなくなることにもなりかねないので、時計はできるだけ確認しないようにしましょう。正確な時間でなく、自分の感覚で記録して問題ありません。

（3）アプリをうまく活用しよう

毎日記録していくことや平均を計算することは、忙しい人にとってはつい後回しになってしまうかもしれません。そんな時はスマートフォンのアプリを利用するとよいでしょう。スマートフォンのアプリもたくさんありますが、週の平均の数値や睡眠効率の項目があり、自動で計算してくれるものがおすすめです。ベッドにスマートフォンを置いておくことで、入眠時間や起床時間を自動で記録してくれるアプリもあり、睡眠日誌を書き忘れた場合に役立ちます。ただ、自動で記録する場合は正確性がそこまで高いわけではないので、必ず自分の記憶と照らし合わせて睡眠日誌を書きましょう。

図表3－5　**「睡眠日誌」実践マニュアル**

① 睡眠日誌を用意する
② 起きたら忘れないうちに記録する
③ 1～2週間ごとに平均の数字を出す
④ 定期的に睡眠の振り返りを行う

実践ポイント

1 睡眠日誌は、できるだけその日のうちに書く
2 正確な数字にこだわりすぎない
3 アプリをうまく活用しよう

Ｓｔｅｐ２ 刺激制御法をやってみよう

Ｓｔｅｐ１の達成具合いはいかがでしたか。Ｓｔｅｐ２以降も、Ｓｔｅｐ１の「睡眠日誌を書く」は、睡眠を振り返る時に基本的なデータとして必要なので、続けましょう。Ｓｔｅｐ２からは、いよいよ本格的に不眠の認知行動療法を進めていきます。

Ｓｔｅｐ２は「刺激制御法」です。刺激制御法はブーチンにより考案された手法であり、アメリカ睡眠医学会では、「慢性不眠症の治療として効果があり、最もエビデンスレベルが高く、最も推奨レベルの高い治療法」とされています。刺激制御法では不眠の条件づけを弱め、快眠の習慣を身につけることを目指します。不眠の条件づけとは、眠れないことと寝室やベッドが無意識につながっている状態です。第２章でも書いたように、私もはじめて聞いた時は非常に驚いたのですが、この条件づけにより慢性的な不眠が引き起こされていることが多いのです。

寝室やベッドで眠れない時間を長くすごすことで、寝室やベッドにいるだけで体が緊張したり不安感が高まったりして、眠りにくい状態が無意識に作り上げられてしまいます。つまり、眠れないつらい経験が続くことによって、気づかないうちに「ベッド＝眠れない」という状態が完成してしまうのです。私は小さい頃に「眠れなくてもベッドで横になっていれば疲れがとれるよ」と教えられて実行してきたのですが、実はこの条件づけを助長するものだった、ということを刺激制御法を通じて知りました。要するに、ベッドにいてはいけなかったのです。

一旦、この条件づけがつくられてしまうと、ストレスといった不眠を引き起こすきっかけとなった出来事が和らいでも、条件づけにより眠れない状態が続いてしまいます。私の場合もそうでした。ベッドに入るまでは眠気があったにもかかわらず、ベッドに入った瞬間に眠気を感じなくなったり、「今日も眠れなかったらどうしよう」と不安や緊張が出てきたりするのです。逆に、ソファーや車の助手席などベッド以外では条件づけができていないので、案外簡単に眠れるといったこともありました。

慢性的な不眠で悩む人は、このような条件づけによって眠れないことが多いのです。この条件づけを弱めることで、不眠の改善を目指すのが刺激制御法の基本的な考え方です。そのために、できるだけベッドで眠れない時間を減らし、ベッドにいる時間と実際に眠れている時間を近づけていきます。つまり「ベッド＝眠れる」という成功体験を重ねていくのです。これにより、「ベッド＝眠れない場所」という状態から、「ベッド＝眠れる場所」という状態に変えていくのが、刺激制御法なのです。

刺激制御法の実践の流れ

ここからは、刺激制御法の実践の流れを具体的に説明します。

（１）眠くなった時のみ寝室へ行く

できるだけベッドにいる時間と実際に眠れている時間を近づけるために、眠気を感じるまで寝室には行かないようにします。「〇時になったから寝室に行く」という考えから、「眠気を感じてから寝室に行く」という考えに変えていきます。ワンルームなど寝室との区切りがない場合は、寝室の部分をベッドに、別の部屋の部分をベッド以外の場所に、それぞれ置き換えて読み進めてください。

（２）10分経過しても眠れない場合は別の部屋に行く

眠気を感じ、寝室に行って寝ようと思っても、なかなか寝つけない時もあります。

そんな時は、ベッドから出て別の部屋に行きましょう。ベッドで眠れない時間をできるだけ減らしていくことがポイントです。ベッドを出る時間の目安としては、10分程度とするとよいでしょう。この時間に関しては、時計を確認しながら正確に10分でベッドや寝室を出るというわけではなく、自分の感覚として「10分経ったかな」と感じたら寝室を出て、別の部屋に行きましょう。

(3)(1)~(2)を眠れるまで繰り返す

眠れずに別の部屋に行った後は、再び眠くなるのを待ちましょう。そして眠くなった時に再び寝室に戻ります。また、10分経過して眠れない場合はベッドを出て、別の部屋に行きましょう。眠れるまでこれを繰り返します。

(4)一度眠れたものの目が覚めてしまい、10分経っても眠れない場合は別の部屋に行く

夜中や朝方早く目が覚めてしまった場合、10分経っても寝つけない場合はベッドを出て、別の部屋に行きましょう。そして、再び眠くなったら寝室に戻ります。

（5）睡眠の質や量に関係なく朝同じ時間に起きる

睡眠時間や質に関係なく、同じ時間に起きるようにしましょう。同じ時間に起きることで、起床と就寝のリズムができてきます。

（6）できる限り仮眠は避ける

刺激制御法を行っている時は、できる限り仮眠は避けましょう。仮眠をせずに、できるだけ眠気をためることが大切です。

（7）寝室は睡眠と性行為のみに使用する

寝室やベッドを眠れる場所に変えるために、寝る時以外の行動にも注意しましょう。たとえば、寝室で本を読んだり、スマートフォンを触ったりすると、「寝室＝本を読む場所」、「寝室＝スマートフォンを触る場所」など眠れない条件づけができてしまいます。眠れない条件づけを強くしないために、寝室では、睡眠と関係ないことはしないようにしましょう。

刺激制御法の実践のポイント

(1) 事前にやることを決めておく

刺激制御法を行う時、眠気を感じるまでの時間に何をすればよいかわからないという状態に陥る人が多いと思います。やることがないと不安も高まり、ベッドに入りたいという気持ちに傾きやすくなります。そこで、眠たくなるまでの時間や寝つけなくてベッドの外ですごす時間にやることを事前に決めておきましょう。たとえば、本を読む、音楽を聴く、などです。リラックスできることであれば基本は何でもよいですが、感情を刺激するものや頭を働かせるようなことは避けた方がよいでしょう。また、コンビニエンスストアやスーパーマーケットなどの照明が明るい場所に行くことや、強い光を放つ電子機器の使用も、できるだけ避けた方がよいでしょう。

(2) 最初から完璧を目指さない

不眠の認知行動療法を実践する上ですべてに共通することですが、最初から完璧を目指さないことをこころがけましょう。確かに不眠の認知行動療法には公式やマニュアルがありますが、最初はその通りに完璧にできなくてもかまいません。最初は、意識してみることや以前より少しでも行動を変えることができればよいです。たとえば、「眠くなった時のみ寝室に行く」を実行しようとして、「まだ十分に眠くないのに寝室に行ってしまう」こともあるでしょう。しかし、以前よりは眠気をためることができているはずです。それは大きな進歩ではないでしょうか。

不眠の認知行動療法では、日々の習慣にアプローチします。何か月、何年もかけて形成された習慣ですから、すぐに簡単に変えられるものではありません。うまくできるまで多少時間がかかって当然です。大切なのは、０か１００かということではなく、少しずつでも自分のできる範囲で実行していくことです。その積み重ねが、徐々に効果になってあらわれてくるのです。

(３) ゆるやかな目標を用意しておく

刺激制御法のやり方を聞いた方々の多くが、「もし眠気がずっと来なかったら朝まで寝室の外ですごすのか」と疑問を持つでしょう。マニュアル通りにすると、「朝まで寝室の外ですごす」ということが正解になりますが、現実を考えると実行するのは難しいと思います。もしもマニュアル通りにやることが目標であれば、多くの人にとってこれは達成が難しい目標になります。そこで、最終的に実行したい目標よりゆるやかな目標を用意しておくということが大切です。

たとえば、「眠たくなるまでベッドに入らない」の場合で考えてみると、「最大午前2時まではベッドに入らずにすごす」などの目標を立てます。時間制限もなく「眠気を感じるまで」とすると、だんだん時間が経つうちに不安になって、余計眠れなくなることもあるでしょう。「次の日のことを考えると、こんな方法は続けられない」と途中でやめてしまう人も出てくるかもしれません。そこでゆるやかな目標として、少しがんばれば達成できそうな目標を設定してあげるのです。そうすることで、成功体験を得やすい状態にし、達成感をこまめに得られることが継続していく上で重要です。

さらに目標はできるだけ細かく設定し、少しずつ段階を進んで無理なくやっていくこともポイントになります。そうすると、日々自分の進歩が感じられ、モチベーションが持続しやすくなります。不眠の認知行動療法を実践する上ではいかに継続させていくかが重要ですので、目標をゆるやかに設定する以外でも、自分にご褒美を用意しておくなど、自分なりの継続しやすい工夫を考えてみましょう。

図表３－６ **「刺激制御法」実践マニュアル**

① 眠くなった時のみ寝室へ行く（寝室と区別がない場合はベッド）
② 10分経過しても眠れない場合は別の部屋に行く（ベッドを出る）
③ ①～②を眠れるまで繰り返す
④ 一度眠れたものの目が覚めてしまい、10分経っても眠れない場合は別の部屋に行く（ベッドを出る）
⑤ 睡眠の質や量に関係なく朝同じ時間に起きる
⑥ できる限り仮眠を避ける
⑦ 寝室（ベッド）は睡眠と性行為のみに使用する

実践ポイント

1 事前にやることを決めておく
2 最初から完璧を目指さない
3 ゆるやかな目標を用意しておく

Zz Step3　漸進的筋弛緩法をやってみよう

Step2はうまくできましたか。なかなかはじめは完璧にできないかと思います。続けていくうちにコツをつかめていくことが多いので、うまくいかなかった人も引き続きチャレンジしてください。Step1、Step2も続けながら、次のStepに進んでいきましょう。

Step3は「漸進的筋弛緩法」です。漸進的筋弛緩法とは、エドモンド・ジェイコブソンにより開発された、リラクゼーション法の1つです。漸進的筋弛緩法は睡眠を悪化させる要因となる心身の緊張を解き、リラックスさせる効果があります。不眠の認知行動療法では代表的な手法です。

漸進的筋弛緩法は体の各部位の筋肉に力を入れることで体を一旦緊張させ、その後一気に力を抜くことで筋肉を弛緩させます。不眠で悩む人の多くは、眠れない条件づけなどもあり、体が緊張しやすい状態にあります。そこで、就寝前などに漸進的筋弛緩法を行うことで、体の緊張を解き、リラックスさせることで眠りやすい状態をつくるとともに、不眠の条件づけを弱めていきます。また、ストレスを和らげる効果も期待できます。就寝前だけでなく、夜中目が覚めて寝つけない時や、緊張が強い日中に行うのも有効です。

漸進的筋弛緩法の実践の流れ

ここからは、漸進的筋弛緩法の実践の流れを具体的に説明します。

（１）体を締めつけているものをすべてとり、楽な姿勢をとる
（２）手足を伸ばして、両手をひざの上に置く
（３）目を閉じて両手に握り拳をつくってぎゅっと力を入れる
（４）力を入れる時はあまり入れすぎず、70％ぐらいのイメージで力を入れる

（5）5秒ぐらい力を入れたら一気に力を抜く。弛緩中は体がゆるんでいく感じをぼんやりと眺めるような気持ちで30秒ほど観察する

（6）（1）から（5）までを2回ほど繰り返す。この時に手足にぼんやりと暖かさを感じられている状態であれば十分にリラックスできている

（7）両手が終わったら、図表3－7のように、肩や脚などの部分でも緊張と弛緩の繰り返しを練習する。体のすべての部分をやる必要はないので、自分のやりたい部分からやってみる

（8）少しの時間でよいので毎日チャレンジするとより効果的である

図表３－７ **「漸進的筋弛緩法」の実践の流れ**

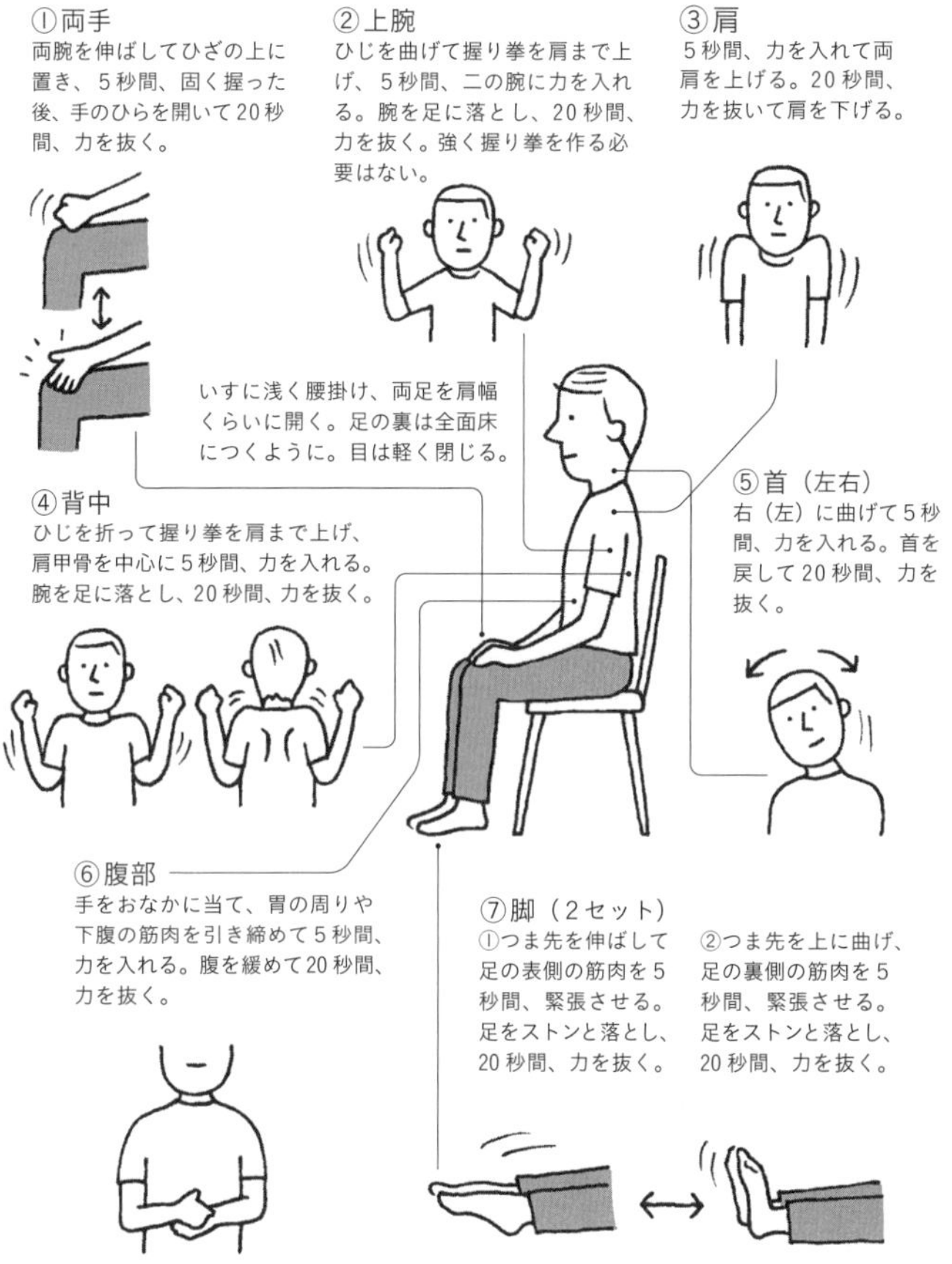

出典：三島和夫『レコーディング快眠法』（2015年、朝日新聞出版）57頁をもとに筆者作成。

漸進的筋弛緩法の実践のポイント

(1) 力が抜けていく感覚を意識しよう

漸進的筋弛緩法では、力が抜けていく感覚と抜けた状態の感覚をつかむことが重要です。「力を抜いた時にどんな感覚がしたか」、「行う前と行った後ではどんな変化があったか」といったことを自分に問いかけながら、感覚を身につけていきましょう。はじめはなかなか感覚をつかめないこともあるかもしれません。焦らずゆっくりとリラックスしてくるのを待ちましょう。

(2) 慣れるまで粘り強く続けよう

力が抜けていく感覚を身につけ、リラックスした状態になるためには多少の時間がかかるかもしれません。私もカウンセリングの際にはじめて先生から説明された時は、いまいち感覚がわかりませんでした。しかし、わからないなりに、毎回意識しながら実践していくことで、少しずつ感覚がわかってくるようになりました。粘り強く続けることによって、感覚が身についていきます。1日1回でわからない場合は、日中緊張した時に実践してみるなど、実践する回数を増やしてみると、早く感覚を身につけることができるでしょう。

図表3－8　**「漸進的筋弛緩法」実践マニュアル**

① 体を締めつけているものをすべてとり、楽な姿勢をとる
② 手足を伸ばして、両手をひざの上に置く
③ 目を閉じて両手に握り拳をつくってぎゅっと力を入れる
④ 力を入れる時はあまり入れすぎず、70%ぐらいのイメージで力を入れる
⑤ 5秒ぐらい力を入れたら一気に力を抜く
弛緩中は体がゆるんでいく感じをぼんやりと眺めるような気持ちで30秒ほど観察する
⑥ ①から⑤までを2回ほど繰り返す
この時に手足にぼんやりと暖かさを感じられている状態であれば十分にリラックスできている
⑦ 両手が終わったら、肩や脚などの部分でも緊張と弛緩の繰り返しを練習する
体のすべての部分をやる必要はないので、自分のやりたい部分からやってみる
⑧ 少しの時間でよいので毎日チャレンジすると効果的である

実践ポイント

1 力が抜けていく感覚を意識しよう
2 慣れるまで粘り強く続けよう

Ｓｔｅｐ４ 睡眠制限法をやってみよう

いよいよ最後のＳｔｅｐ４です。最後はこれまでの中でも一番難易度が高いですが、その分、実践することで期待される効果も高いので、がんばって取り組んでみましょう。

Ｓｔｅｐ４は「睡眠制限法」です。睡眠制限法はシュピールマンらにより考案された手法で、アメリカ睡眠医学会では、刺激制御法など最も推奨される「スタンダード」レベルの次に高いエビデンスのある治療法であるとされています。睡眠制限法では、ベッドにいる時間を制限することで十分に睡眠欲求を高め、ベッドの中での眠れない時間を減らすことで不眠の条件づけを弱めるとともに、睡眠の質を上げていきます。

条件づけを弱めるという点では、刺激制御法と考え方は同じです。さらにベッドにいる時間を制限することで、意図的に睡眠不足の状態をつくり、寝つきをよくしたり、深くぐっすり眠れるようにしたりすることを目指しています。これは第3章の冒頭で紹介した、恒常性の仕組みを利用したものです。睡眠を制限し、眠気を十分にためた状態をつくることで、体の恒常性の仕組み、つまり、もとの元気な体の状態に戻そうとする仕組みが働き、質のよい睡眠につながります。

　睡眠制限法では、睡眠効率という考え方が重要になってきます。睡眠効率とは、ベッドにいる時間のうちどれぐらいの割合で眠ることができていたのかを示す数字です。睡眠効率は、実際に眠っていた時間をベッドにいた時間で割り、その数字に１００をかけることでパーセントを算出します。

　睡眠制限法単独でも十分に効果が期待できますが、Ｓｔｅｐ２で行った、刺激制御法と組み合わせることでさらに高い効果が期待できます。刺激制御法と睡眠制限法を

図表３－９　**睡眠スケジュール法の効果**

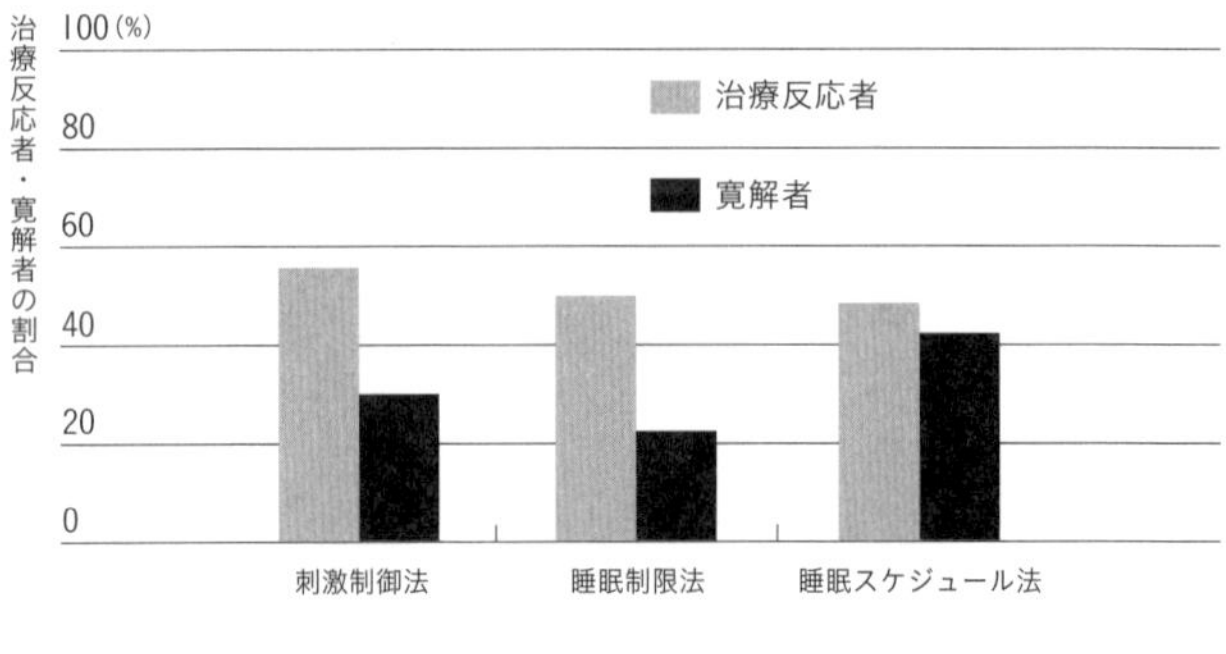

注：「治療反応者」とは、治療によって反応があった人、「寛解者」とは、症状が落ち着いて安定した状態の人のことです。
出典：三島和夫『不眠症治療のパラダイムシフト』（2017年、医療ジャーナル社）95頁をもとに筆者作成。

組み合わせた方法を、「睡眠スケジュール法」と呼びます。

睡眠制限法の実践の流れ

ここからは、睡眠制限法の実践の流れを具体的に説明します。

(1) 2週間の睡眠日誌を書く

「睡眠制限法」を行うには、睡眠日誌の記録が必要です。2週間程度、睡眠日誌を書きましょう。

(2) 睡眠日誌から「実睡眠時間(実際に眠っていた時間)」と「床上時間(寝ている寝ていないにかかわらずベッドにいた時間)」の平均を計算する

2週間の平均を計算することで、大まかな自分の睡眠の傾向を知りましょう。この数値は、平均実睡眠時間と呼ばれます。

（3）社会生活上必要な起床時間を設定し、休日・平日ともに毎日一定にする

平日に起きる時間を起床時間に設定しましょう。日によって起きる時間が異なる場合は、一番早い時間を起床時間に設定しましょう。

（4）寝床ですごす時間を、（2）で計算した平均実睡眠時間と同じになるようにベッドに入る（5時間以下になる場合は、5時間に設定する）

（3）で設定した起床時間から、（2）で計算した時間を引くと、就寝時間がわかります。寝床ですごす時間が5時間を切る場合は、一律5時間と設定します。

（5）（3）で設定した起床時間、（4）で算出した就寝時間を守った生活をし、毎日の睡眠効率（実睡眠時間 ÷ 床上時間 × 100（%））を算出する

日によって時間がずれることもあると思いますが、なるべくこの時間で睡眠をとるようにして、生活のリズムをつくりましょう。

（6）1〜2週間後、睡眠効率に従って次のように床上時間を設定する

①平均睡眠効率が90％以上の場合、床上時間を15分延長する
②平均睡眠効率が85％以上90％未満の場合、床上時間は変えない
③平均睡眠効率が85％未満の場合、床上時間を15分短縮する

（7）睡眠制限法を実践している間は、日中に昼寝や寝床で横にならないようにする

睡眠制限法では、眠気をためることで、寝つきをよくしたり、ぐっすり眠れたりすることを目指しています。そのため、仮眠は避けるようにしましょう。

睡眠制限法の実践のポイント

（１）繁忙期や大事な時期は避けて実行する

睡眠制限法では、寝床にいてよい時間を制限するので、どうしても睡眠不足になる傾向があります。睡眠不足の状態にすることで睡眠欲求を高めることも睡眠制限法の狙いなので、仕方がない部分ではあります。睡眠不足の影響は多少人によって違いますが、集中力や作業効率が低下する可能性が十分にあるため、繁忙期でたくさんの仕

事をしなければいけない時期やミスが絶対に許されない時期には、睡眠制限法は避けた方がよいでしょう。余裕がある時に行うことが成功のポイントです。

(2) 日中眠くなった時にできることを探しておく

睡眠制限法では、決まった時間に起床し、仮眠も禁止されているので、日中の眠気との付き合い方が重要になります。対策としては、コーヒーを飲む、体を動かすなど、眠気を感じた時にやることを事前に決めておくと、眠気を乗り切る助けになります。眠気対策を考えておくことで、睡眠制限法によりベッドにいる時間や睡眠時間が短くなることへの不安も減らすことができます。「たとえ睡眠が短くても何とか日中乗り切れる」と思えることは、睡眠制限法を継続する上で、とても大切です。

また、うたた寝も「睡眠制限法」にとって大敵です。実際に私も実践して効果を感じたのが、自分がどんな時にどんな状態だとうたた寝をしてしまうかを把握しておくことです。たとえば、仕事帰りの電車や休日でゆっくりすごしている日などは、ついうたた寝をしてしまいやすい状況です。対策として、眠気を感じた場合は電車でも立つ、家ではソファーに座らない、などとしています。このように、自分なりのうたた寝ポイントとそれに対する対策を考えておくと、だんだんうたた寝などの仮眠を防ぐことができるようになるでしょう。

（3）制限をゆるやかにする

睡眠制限法において重要な要素である床上時間ですが、これまで睡眠で悩んできた方々にとっては、実行するのが難しい場合もあります。いくら頭でわかっていても、次の日への影響が心配になってしまうからです。そこで、床上時間を平均睡眠時間とまったく一緒ではなく、平均睡眠時間に15～30分加えた時間にするという方法があります。少しゆるやかに設定することで、睡眠制限法に対する不安感が減り、結果的に効果が上がる場合も多くあります。はじめはこの形でチャレンジするのがよいのではないかと思います。

（4）視点を変えてみる

刺激制御法の場合にもあてはまることですが、睡眠制限法を実施する場合は、これまでより就寝時間が遅くなる傾向があります。眠れなくて悩んでいるのに、さらに睡眠を奪われているような感覚を抱く人もいるでしょう。決められた就寝時間までの時間を無駄だと感じる人もいると思います。しかし、視点を変えてみると、自分の自由にできる時間が増えたと考えることもできます。

たとえば、就寝時間が1時間遅くなったとすると、自分の時間が1時間増えたともいえます。その時間は、いままで時間がなくて読めなかった本を読める時間になるかもしれません。好きな音楽を聴きながら、ゆっくりできる時間になるかもしれません。視点を変えるなどしながら、就寝時間までのすごし方を工夫し、不安感を減らしていくとよいでしょう。

（5）眠れる力を鍛えるというイメージを持つ

睡眠制限法は、ベッドにいる時間が制限され、その結果睡眠時間が短くなるため、頭ではわかっていてもなかなか実行しにくい方法です。そんな時は、私はあるイメージを持つことで、自分のモチベーションを高めていました。睡眠制限法は、眠れる力を鍛えるトレーニングであると考えたのです。眠れない悩みが続いている状態は、眠れる力が低下している状態だといえます。その状態では、たくさん寝ようと思ってもなかなか眠れません。寝つきに時間がかかったり、夜中や早朝に目が覚めたりしてしまうのです。

運動でイメージすると、体力がない状態で長い距離を走ろうとするようなもので、はじめは目標の距離を走り切れなかったり、疲れがたまりすぎて次の日に影響したりするでしょう。もしかするとケガをして、もとの状態より悪化することもあるかもしれません。体力をつけようと思えば、毎日無理なくできるレベルの運動を継続させることが大切になります。

それが、睡眠にもあてはまるのです。自分の眠れる力以上に寝ようと思っても、うまくいきません。まずは確実に、いまの状態で眠れる時間を寝て、眠れる経験を重ねていきましょう。そうすると、次第に長く眠れるようになり、結果的に寝つきの悪さや夜中や早朝に目が覚める問題が改善していきます。視点を変えてみることもそうですが、自分の中で納得しやすい方法で理解していく、挑戦していくということが、大切ではないかと思います。

実践ポイント

1. 繁忙期や大事な時期は避けて実行する
2. 日中眠くなった時にできることを探しておく
3. 制限をゆるやかにする
4. 視点を変えてみる
5. 眠れる力を鍛えるというイメージを持つ

図表３－10　**「睡眠制限法」実践マニュアル**

① ２週間の睡眠日誌を書く
② 睡眠日誌から「実睡眠時間（実際に眠っていた時間）」と「床上時間（寝ている寝ていないにかかわらずベッドにいた時間）」の平均を計算する
③ 社会生活上必要な起床時間を設定し、休日・平日ともに毎日一定にする
④ 寝床ですごす時間を、②で計算した平均実睡眠時間と同じになるようにベッドに入る（５時間以下になる場合は、５時間に設定する）
⑤ ③で設定した起床時間、④で算出した就寝時間を守った生活をし、毎日の睡眠効率（実睡眠時間÷床上時間×100（％））を算出する
⑥ １～２週間後、睡眠効率に従って次のように床上時間を設定する
　(1) 平均睡眠効率が90％以上の場合、床上時間を15分延長する
　(2) 平均睡眠効率が85％以上90％未満の場合、床上時間は変えない
　(3) 平均睡眠効率が85％未満の場合、床上時間を15分短縮する
⑦ 睡眠制限法を実践している間は、日中に昼寝や寝床で横にならないようにする

目標を立て、定期的に振り返る

目標を立てよう

目標を立てるということは、よりよい睡眠を得るためにはとても重要です。目標がないと、何を基準によいか悪いかを判断し、何に向かって行動を改善していけばよいかがわかりにくいからです。たとえば、なかなか寝つけないという悩みを持っていた場合に、どんな状態であれば解決したといえるのでしょうか。人によっては15分以内に寝たいと考えるかもしれませんし、1時間以内であれば十分と考える人もいるでしょう。15分以内に寝たい場合と1時間以内に寝たい場合では、やることも多少違ってきます。仕事でも勉強でも目標を持たず、漠然とやっている場合と、しっかり目標を設定している場合では、行動や結果が違ってきます。自分の中で、「どんな睡眠を手に入れたいのか」を考え、目標を設定することでやるべきことが見えてきます。また目標があるからこそ、つらい時でも乗り切れるということは、よくあることでしょう。

また、目標を設定し、基準をつくるということは、「睡眠で悩みすぎない」という点でも大切です。本当は自分としては1時間以内に眠れれば満足なのに、いざ達成すると15分以内に眠らなければいけないという気持ちに変わるかもしれません。目標の基準が上がること自体は悪くないのですが、場合によっては理想の睡眠を追い求めるばかりに、ずっと睡眠に満足できない状況を招いてしまいかねません。目標があることで、睡眠が少しずつ改善する様子に達成感を覚えたり、自分が満足できる目標を考えて、改善への方向に進んだりすることもできるでしょう。

定期的に振り返ろう

定期的に振り返りを行うことは、現在行っている不眠の認知行動療法の成功率を高めたり、睡眠を改善させたりするために非常に役立ちます。勉強や運動でも振り返りが大事なように、睡眠でも振り返りは大切です。特に、不眠の認知行動療法を行っていると、はじめはうまくいかないことも多いでしょう。病院で医師や臨床心理士などの専門家とともに進めていく場合は、専門家が振り返りをする役割を果たしてくれますが、1人で進めていくのであれば、自分でその役をしなくてはなりません。

理想としては、週に1回や2週間に1回程度は、振り返りをしたいところです。振り返る内容は、不眠の認知行動療法で実践している内容の達成度や睡眠の変化などです。不眠の認知行動療法に関しては、どの部分がうまくいっているか、逆にどの部分がうまくいっていないかを振り返ります。うまくいった部分は、自分を思いっきり褒めてあげましょう。できれば、うまくいった要因なども考えられると、よりよいです。うまくできなかった部分は、どうやったらうまくできるか考えましょう。ただ、あまりうまくいかなかった部分ばかり気にすると、睡眠が改善しても気分が暗くなってしまいます。深刻に考えすぎず、少しずつ段階を踏んで考えていくことが大切です。

睡眠の変化については、自分の睡眠がどう変わったかということに加え、どんな行動がその変化をもたらしているかを振り返りましょう。睡眠で大切なのは、一時的に不眠を改善することではなく、その改善した睡眠をキープしていくことです。そのためには、自分で自分の睡眠をマネジメントしていくことが大切です。不眠の認知行動療法を通じて不眠が改善しても、ストレスなどで睡眠が悪化することもあるでしょう。そんな時に自分の睡眠を維持し、再び不眠に陥らないということはとても重要です。睡眠をマネジメントしていく上で、自分はどんな行動により睡眠が悪化し、逆にどんな行動で睡眠を立て直すことができるのかを知っておくと、とても心強いです。定期的な振り返りは、そんな自分の睡眠の特性を知る場としても利用することができます。

睡眠の振り返りをしてみよう

実際に目標設定や振り返りを行う際には、紙に書くなどして、記録に残すことがおすすめです。記録に残すことで、目標や振り返りを常に意識できたり、しっかりと考える時間をつくったりすることができます。図表3－12の振り返りシートを使って、目標設定と振り返りを行ってみましょう。

振り返りシートの実践の流れ

ここからは、振り返りシートの実践の流れを具体的に説明します。

(1) 最終的な目標を設定する

最終的に自分がどんな睡眠を手に入れたいのかを記入します。できるだけ具体的に目標を設定すると、目標に近づいていく様子を確認でき、モチベーションの維持につながります。

（２）現在の目標を設定する

「睡眠日誌を毎日書く」や「刺激制御法を５日以上実践する」などＳｔｅｐごとの実践マニュアルに関する目標やそれ以外にも日々の行動目標があれば書きましょう。もし以前のＳｔｅｐでできていないことがあれば、その目標も一緒に書きましょう。

（３）平均の数字を計算する

睡眠日誌をもとにそれぞれの項目で平均を計算し、記入しましょう。自分の印象と数字を照らし合わせて考えてみると、新しい発見があるかもしれません。

（４）よかった点・努力できた点を書き出す

睡眠を振り返ってよかった点や自分なりに努力できた点を書き出しましょう。たとえ小さなことでもいいので、よかった点や努力できた点を見つけて書いてみましょう。

（５）改善点とその対策を考える

よかった点や努力できた点も踏まえながら、現在の目標や最終的な目標に向けてどんなことを改善したいか、改善するためには具体的にどのような行動が必要かを書き出しましょう。

振り返りシートの実践のポイント

（１）目標は具体的に設定しよう

目標を設定する場合は、できるだけ具体的に設定しましょう。眠れるようになりたいという思いは共通して多くの人にあると思うのですが、このままではどのような状態になれば目標が達成されたことになるのか、そのためには何をすればよいかがわかりません。目標を具体的に設定することで、やるべきことが見えてくるだけでなく、目標の達成に向けてモチベーションを維持することができます。

（２）よかった点・努力できた点を積極的に見つけよう

はじめはうまくいかないことも多く、できなかった点ばかりが目につくかもしれません。不眠の認知行動療法では、いままでの不眠の習慣を変えていくので、習得するにはどうしても時間がかかります。そのため、できない点ばかりに注目してしまうと、モチベーションも下がり、途中で挫折しがちです。うまくいかなくても、まずは継続していくことがとても重要です。よかった点に注目しながら、自分のモチベーションを保っていきましょう。

(3) 対策は行動レベルで考えよう

改善点を明らかにし、対策を考える場合は行動レベルの対策を考えましょう。うまくいかなかったことに対して、「とにかく気合いでがんばる」などの精神論で解決しようと思うとなかなか難しいものです。具体的な行動レベルで対策を考えることで、目標達成のために、何をすべきか見えてくるだけでなく、何が足りないか、どうすればできるようになるか、といったことが考えやすくなります。

図表３－11 **「振り返りシート」実践マニュアル**

① 最終的な目標を設定する
② 現在の目標を設定する
③ 平均の数字を計算する
④ よかった点・努力できた点を書き出す
⑤ 改善点とその対策を考える

実践ポイント

1 目標は具体的に設定しよう
2 よかった点・努力できた点を積極的に見つけよう
3 対策は行動レベルで考えよう

●よかった点・努力できた点

●改善点と対策

図表３－12　**振り返りシート**

日付　＿＿月＿＿日（＿＿）

●最終的な睡眠の目標

●現在の行動目標

●各数値の平均

●睡眠時間　＿＿＿時間＿＿＿分

●寝つきまでの時間　＿＿＿時間＿＿＿分

●途中目が覚めていた時間　＿＿＿時間＿＿＿分

●目が覚めてからベッドを出るまでの時間　＿＿＿時間＿＿＿分

●睡眠効率　＿＿＿％

●寝起き満足度

まったく満足していない ←――――→ 非常に満足

1　2　3　4　5　6　7　8　9　10

●日中の満足度

まったく満足していない ←――――→ 非常に満足

1　2　3　4　5　6　7　8　9　10

●よかった点・努力できた点

先週より、眠たくなるまでベッドに行くことを
我慢でき、寝つきが30分ほど改善した。
先週に引き続き、睡眠日誌を毎日記録することが
できた。

●改善点と対策

ベッドに入ってから眠れない時に、ベッドを出ること
ができなかった。
対策として、眠れない時にやることを決めておく。
多少不安になっても、思い切ってまずはベッドを出る。

図表３－13 **振り返りシート（記入例）**

日付 11 月 24 日（金）

●最終的な睡眠の目標

30分以内に寝つけるようになる

●現在の行動目標

・睡眠日誌をつける
・刺激制御法を実践する

●各数値の平均

●睡眠時間 5 時間 30 分

●寝つきまでの時間 1 時間 ＿＿ 分

●途中目が覚めていた時間 ＿＿ 時間 30 分

●目が覚めてからベッドを出るまでの時間 ＿＿ 時間 30 分

●睡眠効率 73 %

●寝起き満足度

まったく満足していない ←――――→ 非常に満足

1 2 3 (4) 5 6 7 8 9 10

●日中の満足度

まったく満足していない ←――――→ 非常に満足

1 2 (3) 4 5 6 7 8 9 10

Zz

睡眠を定期的にチェックしてみよう

振り返りの方法として、睡眠日誌をもとに具体的に振り返っていく方法もあれば、定点観測のできるチェック表で把握していく方法もあります。定点チェックをすることで、不眠の認知行動療法による睡眠の変化を実感できるだけでなく、不眠を改善した後も早めに自分の睡眠の不調に気づくことができます。眠れない悩みが深刻になる前に睡眠を見直すことができれば、再び不眠で悩むことも少なくなっていきます。

今回は、チェック表としてアテネ不眠尺度（ＡＩＳ）を紹介します。アテネ不眠尺度は、ＷＨＯ（世界保健機関）が中心となり作成された世界共通のツールで睡眠の状態をいくつかの要素ごとにチェックすることができます。大規模な調査などで使われることが多く、２０１７年にＮＨＫで放送された「ＮＨＫスペシャル　睡眠負債が危ない」という特集でも使用されました。全8項目あり、夜の睡眠の状態をチェックする5項目、日中の状態をチェックする3項目で構成されています。1か月に1回など定期的にチェックすることで、自分の睡眠を継続的に把握しましょう。

アテネ不眠尺度の実践の流れ

それでは、実際にアテネ不眠尺度をやってみましょう。アテネ不眠尺度の実践の流れを説明します。

(1) 各質問であてはまるものを選び、横の数字をメモする

Ａから順番に各設問であてはまるものを選びましょう。後で合計点を算出するので、横の数字をメモしましょう。

(2) 8つの質問の数字の合計を計算する

(1)でメモした数字をすべて足してください。合計した数字の大きさで睡眠の状態をチェックできます。

(3) 合計点とチェックを行った日付を記録する

変化を確認するために、合計点とチェックを行った日付を記録しましょう。

E．全体的な睡眠の質
(0) 満足している
(1) 少し不満
(2) かなり不満
(3) 非常に不満か、まったく眠れなかった

F．日中の満足感について
(0) いつも通り
(1) 少し低下
(2) かなり低下
(3) 非常に低下

G．日中の活動について（身体的および精神的）
(0) いつも通り
(1) 少し低下
(2) かなり低下
(3) 非常に低下

H．日中の眠気
(0) まったくない
(1) 少しある
(2) かなりある
(3) 激しい

月　日（　） 点
月　日（　） 点
月　日（　） 点

チェック結果

1～3点：不眠症の心配はない
4～5点：不眠症の疑いが少しある
6点以上：不眠症の疑いがある、専門家に相談を

図表3-14 **アテネ不眠尺度**

過去1か月間に、少なくとも週3回以上経験したものを
選びましょう。
選んだ数字をすべて足し、その合計点で判断します。

A．寝つき（ベッドに入ってから眠るまで要する時間）
(0) 問題なかった
(1) 少し時間がかかった
(2) かなり時間がかかった
(3) 非常に時間がかかったか、まったく眠れなかった

B．夜間、睡眠途中に目が覚める
(0) 問題になるほどではなかった
(1) 少し困ることがあった
(2) かなり困っている
(3) 深刻な状態か、まったく眠れなかった

C．希望する起床時間より早く目覚め、それ以上眠れない
(0) そのようなことはなかった
(1) 少し早かった
(2) かなり早かった
(3) 非常に早かったか、まったく眠れなかった

D．総睡眠時間
(0) 十分である
(1) 少し足りない
(2) かなり足りない
(3) まったく足りないか、まったく眠れなかった

（4）1か月に1回など定期的に行う

1か月に1回など、定期的に行うことで自分の状態を知ることができ、改善度合いや不調のサインを早めにキャッチできます。

アテネ不眠尺度の実践のポイント

（1）合計の点数で自分の状態をチェックしよう

8つの項目の合計点でおおよその睡眠の状態をチェックできます。あくまで目安ですが、6点以上が不眠症の疑いあり、4～5点が不眠症の疑いが少しあり、3点以下が不眠症の心配はない、となります。あまり気にしすぎるのもよくないですが、6点以上の場合は、睡眠に気をつける意識を持った方がよいでしょう。

（2）項目ごとの点数にも注目しよう

それぞれの項目では、寝つきや途中で目が覚めることについてなど、睡眠のそれぞれの状態について質問をしています。全体の点数とともに、項目ごとの点数に注意することで、自分の睡眠のどこの部分に問題があるのかを把握できます。

（３）点数の変化も大事

点数の高い低いだけでなく、変化にも注目しましょう。不眠に悩んでこの本を読んでいる方々がほとんどだと思うので、どうしてもはじめは点数が高くなってしまいます。６点が１つの基準ですが、６点以上であればだめだというわけではなく、はじめの点数から少しずつでも低下させていくことが大切です。

図表3－15　**「アテネ不眠尺度」実践マニュアル**

① 各質問であてはまるものを選び、横の数字をメモする
② ８つの質問の数字の合計を計算する
③ 合計点とチェックを行った日付を記録する
④ １か月に１回など定期的に行う

実践ポイント

1 合計の点数で自分の状態をチェックしよう
2 項目ごとの点数にも注目しよう
3 点数の変化も大事

第4章

不眠を改善するための特性と環境へのアプローチ

個々の睡眠の特性や環境要因にアプローチしよう

第3章では、不眠の認知行動療法の具体的な方法を説明しました。不眠の認知行動療法は不眠の症状に対するアプローチになりますが、不眠改善には、個々の睡眠の特性に合わせたアプローチや生き方、働き方などの環境要因へのアプローチも大切です。

個々の睡眠の特性に合わせたアプローチ

風邪を例に説明します。同じ生活をしていても風邪を引きやすい人がいればそうでない人もいます。風邪を引きやすい人は、風邪を引かないために手洗いやうがいを熱心にしたり、疲れがたまる前に休みをとったりするなど、日常生活の中で工夫をする必要があります。これが個々の睡眠の特性に合わせたアプローチです。

環境要因へのアプローチ

環境要因へのアプローチの場合、先ほどの風邪の例だと次のようになります。風邪を治すには安静にすることが重要です。しかし、休みがなかったり、遅くまで働かなければいけなかったりして、十分に安静にする時間がとれないとなかなか治りません。風邪を早く治すためには、仕事を休むなどして安静にできる環境をつくる必要があります。これが環境要因へのアプローチです。

第4章では、個々の睡眠の特性に合わせたアプローチや環境要因へのアプローチについて見ていきます。

あなたが眠れないのは睡眠が苦手だからかもしれない

まずは睡眠の特性について考えていきます。特性を考える上で睡眠が得意なのか苦手なのかを自覚するということはとても大切です。誰もが生まれた頃から、誰にも習わずとも睡眠ができるので、睡眠とはあたり前にみんな同じものだと思いやすいものです。しかし、睡眠は人によって大きく違います。

運動が得意な人がいれば苦手な人もいるように、睡眠が得意な人もいれば苦手な人もいます。苦手な人は得意な人に比べて、不眠になりやすい傾向があります。

睡眠が苦手になる3つの要因

不眠を引き起こす要因として、「準備因子」、「誘発因子」、「維持因子」と呼ばれるものがあります。この3つの因子が積み重なることで不眠が発生するというモデルです。その中の準備因子は、その人の性格や体質など、どれぐらい不眠になりやすいかを指すものです。たとえば、心配性な性格や神経質な性格、ストレスを感じやすい体質などがこれにあたります。この準備因子が人より大きいとちょっとしたきっかけ、つまり、誘発因子によって不眠が引き起こされます。周りが不眠にならないような環境でも、準備因子が多いと不眠になってしまうこともあるのです。この準備因子が多い人は、睡眠が苦手な人です。

一般的には、誘発因子がなくなってしまえば、不眠はなくなり、再び眠れることが多いといわれています。逆にいえば、維持因子があることで、不眠が慢性化していくともいえます。維持因子には、睡眠を悪化させるような習慣が多く、不眠の認知行動療法では、維持因子に対してアプローチするものが多いのです。

そのため、不眠の認知行動療法を行うことで、維持因子を減らすことはできるでしょう。しかし、いくら維持因子を減らしても、準備因子が多い人は、環境を整えないとすぐ誘発因子によって不眠がもたらされてしまう可能性があります。また、たとえ準備因子が少ない人でも、強いストレスや睡眠を悪化させるような環境などの誘発因子が多ければ、不眠になりやすいといわざるを得ません。

まずは睡眠が苦手だと認識する

大切なのは、睡眠が苦手だと自分で気づくことです。そして、その上で対策を考えることです。生きていく上で自分の得意なことを知るのが大切なように、自分の苦手なことを知るのも同様に大切です。特に睡眠は、苦手だからといって、避けて生きることはできません。苦手な分、人よりうまくいかないことが多かったり、外部環境の影響を受けやすくなったりすることもあるでしょう。しかし、苦手なことがわかっていれば、他の人より自分を気にしてケアできるので、よい睡眠を手に入れることにつながります。

私も以前は、他の人と同じようにできない自分を責めることもありました。他の人と同じようにできない自分はだめだ、と思っていました。しかし、自分の睡眠と向き合い、自分が人より睡眠が苦手だと気づいたことで、少しずつ気持ちや行動が変わっていきました。苦手と認めた上で「どうすればいいか」を考えると、解決の道が見えてきたのです。

その際に、睡眠が得意な人たちの声は気にしないでおきましょう。眠れないことを相談すると、周りからいろいろいわれて、逆に落ち込んだ経験がある方も少なくないと思います。確かに正しいことをいってくれる場合もあるのですが、あくまでも睡眠に困った経験がほとんどない、睡眠が得意な人の考えです。睡眠が苦手な人は、自分の睡眠と向き合い、苦手なりの方法や生き方を考えること――。それが睡眠をよくする上で必要なことなのです。

朝型か夜型かも大事な特性

自分の睡眠の特性を知る上で、睡眠が得意か苦手かと同様に大切なのは、朝型か夜型かということです。朝型の人の特徴としては、早起きが苦でなく、午前中は調子がよいが、夜になると集中力が落ち、人よりも早く眠気を感じやすいといった特徴があります。一方で、夜型の人の特徴としては、就寝できる時間が遅く、その分午前中はあまり調子がよくなく、午後や夕方になってから調子がよくなってくるといった特徴があります。

朝型や夜型は、環境などの個人の努力だけでなく、遺伝や体質が大きく影響しています。早起きすることや早く寝ることは個人の努力によるものと思いがちですが、同じことをやろうと思っても、朝型か夜型によって、その難易度は違ってきます。早起きに関しても簡単にできる人もいれば、絶え間ない努力でやっとできる人もいるのです。朝型か夜型のどちらがよいといったことはないのですが、現実として、現在の社会はほとんどが朝型の生活で回っています。そのため夜型の人は、朝型の社会に合わせることで、睡眠が悪化しやすい状況にあるのです。そこで、自分が朝型か夜型かを知り、体質に合った工夫や生き方を考えることが大切になってきます。

朝型か夜型かを調べる

何となく自分が朝型か夜型かの自覚がある方も多いと思うのですが、朝型か夜型かをより正確に知る方法をご紹介します。それは国立精神・神経医療センターがホーム

判定結果：あなたは「超夜型」です

あなたの朝型夜型得点：29 点です。

日本人一般成人 1,170 名の中でのあなたの順位

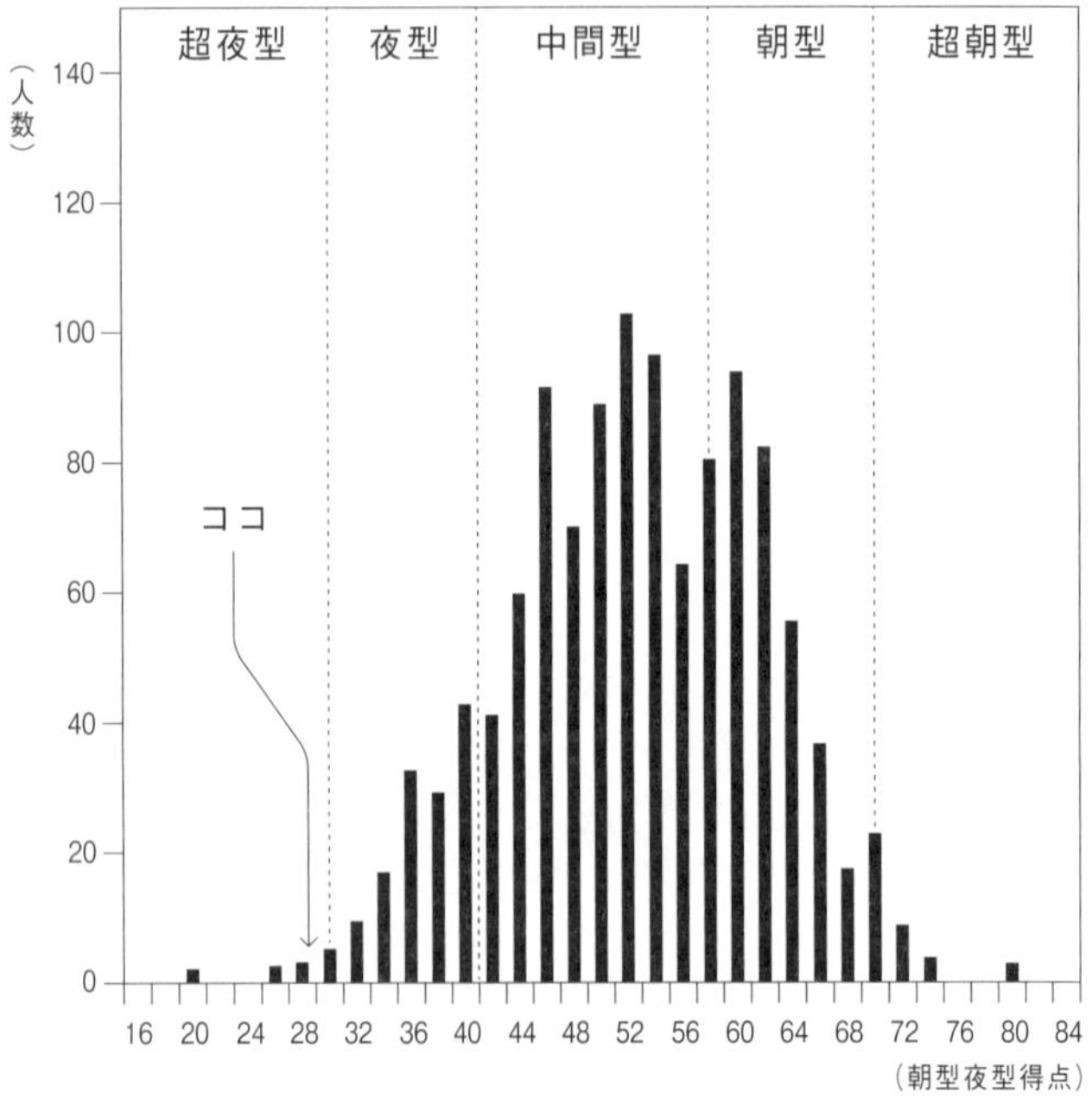

図表４－１ **「朝型夜型質問紙」の質問例と結果例**

朝型夜型質問紙

問１

あなたの体調が最高と思われる生活リズムだけを考えてください。その上で、１日のスケジュールを本当に思いどおりに組むことができるとしたら、あなたは何時に起きますか。

0 時 0 分

問２

あなたの体調が最高と思われる生活リズムだけを考えてください。その上で、夜の過ごし方を本当に思いどおりに計画できるとしたら、あなたは何時に寝ますか。

0 時 0 分

問３

朝、ある特定の時刻に起きなければならない時、どの程度目覚まし時計に頼りますか。

○まったく頼らない
○あまり頼らない
○わりに頼る
○たいへん頼る

出典：睡眠医療プラットフォーム「朝型夜型質問紙」(http://www.sleepmed.jp/q/meq/meq_form.php)。

ページ上で公開している「朝型夜型質問紙」です。19問の質問に答えていくことで、自分の朝型・夜型の傾向がわかります。

朝型夜型質問紙の注意点としては、あくまで現在の生活において朝型か夜型かを判断するものだということです。つまり、実は体質的には夜型ではない人でも、生活環境や年齢によって質問紙の上では夜型だと判断される可能性があるということです。睡眠のタイプわけでは、朝型・夜型だけでなく、その中間である中間型と呼ばれるものもあります。特に中間型の人は、生活環境によっては夜型に見えることも多くあります。たとえば、長期休暇など時間の制約がなく自由な生活ができる場合は、夜型になりやすい傾向があります。

また年齢でいうと、10代後半から20代前半の時期は、夜型傾向が強くなります。そのため、他の年齢の人よりも全体的に夜型になってしまうのです。したがって、朝型夜型質問紙の結果だけで判断するのではなく、長いスパンで自分のいままでの生活に照らし合わせて考えることが重要です。

夜型の人の生きる道

しかし、夜型だとわかったからといって、社会は朝型中心なのだから意味がないのではないか、現実を考えると難しいのではないか、と思われるかもしれません。確かに義務教育期間には難しいことも多いですが、高校以降や働きはじめてからはさまざまな選択肢があります。高校でいえば、単位制の高校や通信制の高校、定時制の高校もありますし、大学では自分のペースに合わせて単位を取得できる場合も多いです。働きはじめてからだと、フレックスタイムを採用している会社も増えていますし、始業時間が遅い会社もあります。デザイナーやライター、エンジニアなど時間に融通がききやすい職種もあります。実際に私の友人のデザイナーは、「出社時間が遅いから問題なくやっていけるけれど、これが朝早く出社しなければいけない会社だったら不眠になっていたかもしれない」といっていました。夜型傾向がかなり強い方は、その特性を活かして夜勤の仕事をするのもよいかもしれません。

また、夜型の場合、弱みばかりに目にいきがちですが、強みに注目してみることも大切です。夜型の強みとして、夜勤などの交代制勤務や時差ぼけに強いといったものがあります。朝型の人に比べて、急激なスケジュールの変化への対応力が高いのです。24時間型社会やグローバル社会がますます進行している現代では、交代制勤務や急な海外出張に対応できる人材も貴重な存在です。

さらに、ミラン大学の研究では、夜型の人は朝型の人より創造的な人が多いという報告もあります。夜型の人は夕方や夜に集中力が高くなる傾向にあるので、日中に比べ静かで、電話やメールなどの集中力を妨げるものが少なく、創造的な活動にどっぷりつかれるといった理由でしょう。創造性以外にも、IQが高いというロンドンスクール・オブ・エコノミクスの報告もあります。朝型か夜型かを知ることで、不眠に悩むことが減るだけでなく、自分の能力をより発揮できるようにもなるかもしれません。

必要な睡眠時間は人によって変わる

その他に重要な睡眠の特性として、その人に必要な睡眠の長さがあります。理想の睡眠時間は何時間かという話題がよく上がりますが、それは人によって異なります。大まかにいって、人より長い睡眠時間が必要な人をロングスリーパー、人より短い睡眠時間でも大丈夫な人をショートスリーパーといいます。これらは基本的には、生まれつき決まっています。睡眠の質を向上させることによって、ある程度睡眠時間を削れたとしても、もともとロングスリーパーの人がショートスリーパーになれるわけではありません。７時間前後の睡眠の人が最も健康である、といったデータもありますが、だからといって10時間睡眠が必要なロングスリーパーが７時間睡眠に変えたからといって、健康になれるわけではありません。健康に元気で日々をすごしていくためには、自分が何時間の睡眠が必要なのか知ることも大切です。必要な睡眠の長さを知るためには、睡眠時間と日中の状態を照らし合わせて確認します。

基本的には、起きた時に前日の疲れがとれていて、日中に眠気を感じず元気にすごせる時の睡眠が最適な睡眠時間です。睡眠日誌で睡眠時間と寝起きの状態や日中の状態を照らし合わせてみましょう。もちろん、時間だけでなく質も大事なので、十分に時間がとれているのに調子が上がらない場合は、睡眠効率も同時に確認するなど、睡眠の質に気をつけることも大切です。

あなたが眠れないのはがんばりすぎだからかもしれない

ここまでは個々の睡眠の特性について見てきましたが、次は環境要因について考えていきます。もしかすると読者の皆さんは、既にさまざまな快眠法を試されているかもしれません。快眠法を見ながら、「こんなやり方は実践できる余裕がない」と思ったり、やってみたもののうまくいかなかったりしてきたと思います。そんなあなたはもしかすると、環境要因が不眠の原因になっているのかもしれません。

ストレスの影響はどうしようもない

たとえば、ストレスが多い中で眠れなくなってしまうのは、人間としてとても自然なことです。夜遅くまで仕事をしているとなかなか寝つけないというのは、誰にでも起こりうることです。あなたのがんばりが「眠れない」状態をつくっているということもあるのです。さらに、睡眠に悩みを持った人が、「眠ろう眠ろう」とがんばりすぎることで、かえって睡眠にとってよくない行動をとってしまい、眠れないということともよくあります。

また、どんなに本人が睡眠を改善しようと思っても、置かれている環境が睡眠を悪化させている場合も多くあります。たとえば、先ほども例に挙げたような、ストレスが多い環境であったり、夜中や昼夜問わず働かねばならず十分に睡眠がとれない環境であったり、といった場合です。忙しすぎて睡眠を悪化させている生活環境を変える余裕さえないケースもあります。最近では、部活や塾などで忙しすぎるために十分な睡眠を確保できない子どもも増えているようです。

環境を変えるという選択肢

そんな場合は、環境を整えたり、変えたりすることが一番の快眠法というわけです。睡眠の問題に関しては、どうしても個人の問題や個人の生活の中で何か変えようと思うものですが、そもそも環境自体があなたの睡眠を悪化させている要因かもしれません。アメリカでは、子どもの睡眠時間を確保させるため、学校の始業時間を遅らせるという動きがあります。睡眠を個人だけの問題にせず環境を整えようとしているよい事例でしょう。「さまざまな快眠法を試した、さまざまな病院に行った、それでも治らない……」。そんな人は、思い切って環境を変えることが解決策かもしれません。

自分の睡眠に合わせた生き方を考えよう

私の場合、不安症で神経が過敏な部分もあり、非常に不眠になりやすい性格でした。また、不眠を引き起こしやすい要因として、夜型体質であるということがありました。夜型の人の特徴として、就寝できる時間が遅いため、その分午前中はあまり調子がよくなく、午後や夕方になってから調子がよくなってくる、といったことがあります。先ほども説明したように、朝型や夜型は生まれつきの要因が大きく、努力で変えるにも限界があります。

たとえ夜型だからといって、自分だけ学校の始業時間を遅らせたり、会社の始業時間を遅らせたりすることはできません。そのため夜型の私は、小さい頃から学校に通うことで苦労しました。朝型の生活に合わせようとするため、まだ眠れるはずでない時間にベッドに行くことで眠れない経験をし、まだ起きるには早い時間に起きなければいけないため、倦怠感や睡眠不足をいつも感じていました。

いまでは企業にもフレックスタイムなどもありますし、職種によっては始業時間が遅い職場もたくさんあります。しかし、日本全体としては、朝型が基本になっていいます。最近では「朝活」なども活発になっている中、朝型が素晴らしく、みんな朝型にならなければいけないというプレッシャーを感じる方も多いでしょう。私も「朝型に合わせられない自分が悪い。朝型にならなければいけない」と思い込んでいました。そのため、働きはじめてからも学生の時と同じような大変さを感じていました。朝型に合わせることが、働くための基本だと考えていたのです。

しかし、不眠を克服する中で睡眠について学び、睡眠は非常に多様性があるものだと知ったことで、社会に自分を合わせるのではなく、自分に合った生き方や働き方を見つける重要性に気づくことができました。

その結果として、現在は、自分のリズムである夜型に合わせた生活を行うことで、生きることそのものが楽になりました。夜型生活に変えた以外でも、しっかりと睡眠時間が確保できるような生活を送ったり、自分にとって何がストレスになりやすいかを考えてできるだけストレスがかかりにくい環境もつくったりしました。これまで学校や企業など、なかなか社会生活がうまくいかなかった私ですが、自分の睡眠に合わせた工夫を行うことで、いまでは元気に働くことができています。

以前私は教育業界で働いていたのですが、その時にここまで書いた「個と環境へのアプローチ」の大切さを学びました。教育というと、どうしても個人がどれだけ努力するかが大事に思えます。しかし、同じぐらい個人が努力しやすいような環境、学びやすいような環境を整えることが大事なのです。実際に環境を整えることで、生徒の能力が伸びていくということを目のあたりにもしました。睡眠にもそれがあてはまるのではないかと考えています。

自分に合った睡眠を見つけよう

自分に合った睡眠を見つけるためには、自分の睡眠の特徴を知る必要があります。たとえば、どのぐらい睡眠を確保できた時に、調子がよいのか。逆に睡眠が何時間を切った場合に、日中に大きな影響が出てしまうのか。朝型なのか、夜型なのか。外部の影響に対して自分の睡眠が影響されやすいかどうか。よい睡眠にとって大敵であるストレスをどのような状況で感じやすいか。さらに、睡眠を悪化させる要因は何か。逆に、どんなことをすれば睡眠をよくすることができるのか。そして、総合的に考えて、睡眠が得意か苦手か。そういったことを分析していきます。
すると、自分に合った睡眠がだんだんわかってくるようになります。そして、自分にとって理想の睡眠を実現させるためには、どのような行動と環境が必要なのかが見えてきます。

しかし、実際に行動や環境を変える必要があった場合、自分だけではどうにもできないこともあると思います。たとえば、自分に合った睡眠を実現するためには、いまの仕事を続けることが難しい、などといった場合です。

そんな時に仕事を変えるかどうかの判断は、その人の睡眠の優先度によっても異なります。自分の人生にとって、よい睡眠がとれることがどれぐらい大切か、現在の睡眠にどれぐらい満足しているか、といったことも一緒に考えましょう。私の場合は、睡眠の良し悪しとＱＯＬとの関連性がかなり高かったため、仕事も睡眠に合わせました。ただ、全員が全員そうすべきだとは思いません。

理想の睡眠を追い求めて、「あれはだめ、これはだめ」と我慢しながら生きるのはつらいです。どのような睡眠だったら自分が満足できるかを自分で理解することも、自分の睡眠の特徴を考えることと同様に重要です。

「自分の睡眠を見つけるワークシート」をやってみよう

そのために、自分の睡眠を分析し、自分に合った睡眠を見つけるためのワークシートを用意しました。ワークシートを使い、自分に合った睡眠、そして自分の睡眠に合った生き方を見つける参考にしていただければと思います。

「自分の睡眠を見つけるワークシート」の実践の流れ

ここからは、「自分の睡眠を見つけるワークシート」の実践の流れを具体的に説明します。

(1) 朝型か夜型かを記入する

自分が朝型か夜型かを10段階で評価します。自分が朝型か夜型かわからない場合は、「朝型夜型質問紙」を活用してみるとよいでしょう。

（2）睡眠の「苦手」・「得意」を記入する

自分が睡眠に対して苦手か得意かを5段階で評価します。厳密なものではなく、あくまで自分の感覚でかまいません。

（3）調子のよい睡眠時間、最低限必要な睡眠時間を記入する

第3章で紹介した、睡眠日誌や振り返りシートをもとに、どれぐらい睡眠時間を確保できた時に調子よくすごせるか、逆に何時間を切ると自分としてつらいか、最低限必要な睡眠時間を分析して記入しましょう。

（4）現在の睡眠の点数と優先度を記入する

現在の睡眠に点数を１００点満点でつけてみましょう。また、自分にとっての睡眠の優先度を5段階で評価しましょう。

（5）どんなことにストレスを感じやすいかを考える

不眠の原因となりやすいストレスについて、どんな時にストレスを感じやすいかを

考えて記入しましょう。

(6) 睡眠を悪化させる要因を考える

ストレス以外にも自分の睡眠を悪化させる要因について、考えて記入しましょう。

(7) 自分が求める睡眠は何かを考える

(1)～(6)までを踏まえて、自分が求める睡眠のイメージをまとめてみましょう。

(8) 自分が求める睡眠を実現させるために必要なことを考える

自分が求める睡眠を実現させるために、いま足りていないこと、今後必要なことを考えて記入しましょう。

「自分の睡眠を見つけるワークシート」の実践のポイント

(1) 自分の睡眠の特性に気づこう

朝型か夜型か、睡眠が苦手か得意か、どれぐらい睡眠時間が必要か、どんなことにストレスを感じやすく、何が睡眠を悪化させる要因か、といった視点から自分の睡眠を分析し、まずは自分の特性に気づきましょう。

（２）自分が求める睡眠は何かを考えよう

まずは現在の睡眠の満足度や、自分にとってどれぐらい睡眠の優先度が高いかを確認しましょう。それから現状と優先度を踏まえて、自分が求めている睡眠は一体どのようなものなのか考えましょう。その時、一般的な理想の睡眠に近づけようとするのではなく、あなたにとっての理想の睡眠をイメージするのがポイントです。

（３）実現させるための方法を考えよう

自分の特性を踏まえて、自分にとって求める睡眠を得るためには、どんな環境が必要で、そのためにはどんな行動が必要かを考えましょう。

●どんなことにストレスを感じるか

●睡眠を悪化させる要因

●自分の求める睡眠は、〇〇である

●実現させるために必要なこと

図表４－２ **自分の睡眠を見つけるワークシート**

●朝型・夜型（10段階評価）

朝型 ←――――――――――――――――――→ 夜型

1 2 3 4 5 6 7 8 9 10

●自分は睡眠が苦手か得意か（５段階評価）

苦手 ←――――――――→ 得意

1 2 3 4 5

●調子のよい睡眠時間

______時間______分

●最低限確保したい睡眠時間

______時間______分

●現在の睡眠の満足度（100点満点）

______点

●睡眠の優先度

優先度低い ←――――→ 優先度高い

1 2 3 4 5

●どんなことにストレスを感じるか

・朝早く起きなければいけないこと。
・残業や休日出勤など十分に休めないこと。

●睡眠を悪化させる要因

・日々のストレス。
・心身が緊張状態にあること。

●自分の求める睡眠は、○○である

・30分以内に寝つけること。
・日中疲れや眠気がなく、集中できること。

●実現させるために必要なこと

・ストレスを解消する手段を複数見つける。
・部署異動や転職など自分に合った環境をつくる。

図表４－３　**自分の睡眠を見つけるワークシート（記入例）**

●朝型・夜型（10段階評価）

朝型 ←→ 夜型

1　2　3　4　5　6　7　(8)　9　10

●自分は睡眠が苦手か得意か（５段階評価）

苦手 ←→ 得意

(1)　2　3　4　5

●調子のよい睡眠時間

＿7＿時間＿30＿分

●最低限確保したい睡眠時間

＿6＿時間＿＿＿分

●現在の睡眠の満足度（100点満点）

＿30＿点

●睡眠の優先度

優先度低い ←→ 優先度高い

1　2　3　(4)　5

図表4－4　**「自分の睡眠を見つけるワークシート」実践マニュアル**

①　朝型か夜型かを記入する
②　睡眠の「苦手」・「得意」を記入する
③　調子のよい睡眠時間、最低限必要な睡眠時間を記入する
④　現在の睡眠の点数と優先度を記入する
⑤　どんなことにストレスを感じやすいかを考える
⑥　睡眠を悪化させる要因を考える
⑦　自分が求める睡眠は何かを考える
⑧　自分が求める睡眠を実現させるために必要なことを考える

実践ポイント

1　自分の睡眠の特性に気づこう
2　自分が求める睡眠は何かを考えよう
3　実現させるための方法を考えよう

自分の睡眠を守れるのは自分だけ

睡眠は本当に人それぞれです。どんな悪条件でも眠れる睡眠が得意な人もいれば、些細なきっかけで眠れなくなってしまう睡眠が苦手な人もいます。毎日10時間寝ないとだめな人もいれば、５時間睡眠でも平気な人もいます。午前中に強い朝型の人もいれば、午後から調子が上がってくる夜型の人もいます。統計的な平均は存在しますが、「人間の睡眠はこうだ」と断定することはできません。

だからこそ大切なのは、自分に合った睡眠を見つけて、睡眠パターンに合わせた生き方をすることではないでしょうか。自分の睡眠を社会の基準に合わせるのではなく、自分の睡眠に合った生き方を見つける、ということです。それは決して逃げではなく、自分の生まれ持った能力を十分に発揮させるための選択なのです。

健康で能力を発揮することは、自分にとってはもちろん、周りにとっても、社会にとっても、プラスになります。周りだってあなたが苦しんでいる姿は見たくないはずですし、健康で能力を発揮できれば、仕事や勉強の効率も上がり、病気のリスクも減って、さまざまな社会的な損失が減ることにもつながります。端的にいって、よいことばかりなのです。

おそらく、多くの人が自分の睡眠を基準に生き方を考えたり仕事を選んだりすることはなかったでしょう。しかし、自分の適正や嗜好に合わせるという観点から見ると、睡眠を基準にすることはとても合理的です。これまで社会の一般的と呼ばれるものに合わせるのが普通で、それ以外の選択肢を考えたことがない人も多いかもしれません。特に睡眠が苦手で悩みを抱えている人は真面目な人が多いため、なおさらかもしれません。しかし、睡眠はみんな同じではないのです。1人ひとりのパターンや特性に合わせる方が自然ではないでしょうか。

あなたの睡眠を守れるのは、あなたしかいません。睡眠を犠牲にして無理をした結果、苦しい思いをしたり、こころや体を壊したりしても、誰も責任をとってくれません。あなたの睡眠を大切にすることは、あなた自身を大切にすることです。自分自身のために、自分の睡眠に合った生き方を考えてみるのはいかがでしょうか。

あとがき

第1章にも記したように、不眠の認知行動療法は不眠への有効な手立てであるにもかかわらず、日本ではまだ十分に知られていません。また、存在を知って、治療を受けたいと希望しても、受診できる医療機関が少ないのが現状です。

そこで、不眠の認知行動療法の経験者として何かできることがないかと考え、この本を書きました。それは私自身が治療を終えた後、「どうしてこんな有効な方法が世の中に知られていないのだろう」という疑問を感じたことが発端です。「もっと不眠の認知行動療法の存在を知る人が増えれば、不眠で悩む人を減らせるのではないか」。そんなふうに感じたのです。この本が不眠の認知行動療法を知るきっかけになり、そして不眠の悩みを解決するきっかけになれば、これほどうれしいことはありません。

この本では、私の経験を交えながら、不眠の認知行動療法について紹介してきました。ただ、さまざまな心理療法と同じように、残念ながらすべての人にこのやり方が有効というわけではありません。「実践マニュアル通りにしばらくやってみたけど、うまくいかなかった」。そんな方は、一度医療機関への受診をご検討いただければと思います。医療機関を受診することで、他の有効な治療法が見つかることもあります。思わぬところに不眠の原因があったと気づけることもあります。

また、同じように不眠の認知行動療法を行うとしても、医師や臨床心理士などの専門家とともに行うことで、効果があらわれる場合もあります。私の場合は臨床心理士の先生のサポートがあることで、挫折せずに治療を継続できた部分も大きかったと感じています。そこで巻末に、『「不眠の認知行動療法」を受けられる医療機関リスト』をまとめました。こちらは確認がとれた医療機関のみを掲載しています。

最後になりましたが、少しでもこの本が、皆さんの不眠改善の一助になることができればと思っています。

２０１７年11月

土井　貴仁

主要引用参考文献

井上雄一・岡島義（2012）『不眠の科学』朝倉書店、28頁（付録2）
内山真（2012）『睡眠障害の対応と治療ガイドライン』じほう、139頁
大川匡子・三島和夫・宗澤岳史（2010）『不眠の医療と心理援助』金剛出版、95〜99頁
岡島義（2015）『4週間でぐっすり眠れる本――つけるだけで不眠が治る睡眠ダイアリー』さくら舎、4、154、155頁
岡島義・井上雄一（2012）『認知行動療法で改善する不眠症』すばる舎
三島和夫（2015）『レコーディング快眠法』朝日新聞出版、57頁
三島和夫（2016）『朝型勤務がダメな理由――あなたの睡眠を改善する最新知識』日経ナショナルジオグラフィック社、167頁
三島和夫（2017）『不眠症治療のパラダイムシフト』医療ジャーナル社、95頁
渡辺範雄（2012）『自分でできる「不眠」克服ワークブック――短期睡眠行動療法自習帳』創元社、51頁

厚生労働省「平成28年国民健康・栄養調査」
(http://www.mhlw.go.jp/stf/houdou/0000177189.html)
睡眠医療プラットフォーム「朝型夜型質問紙」
(http://www.sleepmed.jp/q/meq/meq_form.php)
ＭＳＤ株式会社『不眠に関する意識と実態調査』調査結果概要」
(https://www.msd.co.jp/static/pdf/product_20141106.pdf)
Inc.「11 Scientifically Proven Reasons Why Night Owls Get More Done」
(https://www.inc.com/peter-economy/11-scientific-reasons-why-night-owls-get-more-done.html)
Open Forum「WHY NIGHT OWLS ARE BETTER THAN EARLY BIRDS」
(https://www.americanexpress.com/us/small-business/openforum/articles/why-night-owls-are-better-than-early-birds)

医療機関名	住　所	電話番号
兵庫県		
木村メディカルクリニック	〒666-0015 川西市小花1-6-18 N&Hビル 2階	072-767-7709
鳥取県		
井上クリニック	〒683-0067 米子市東町138	0859-32-5110
福岡県		
有吉祐睡眠クリニック	〒802-0084 北九州市小倉北区香春口1-13-1 メディックス三萩野 2階	093-921-4133
甲斐病院	〒832-0077 柳川市筑紫町60-1	0944-73-1217
新門司病院	〒800-0102 北九州市門司区猿喰615	093-481-1368
光の庭メンタルクリニック	〒812-0013 福岡市博多区博多駅東1-13-1 ダンガミビルⅡ 5階	092-292-8336
長崎県		
小鳥居諫早病院	〒854-0081 諫早市栄田町38-16	0957-26-3374
大分県		
山本病院	〒874-0930 別府市光町14-3	0977-22-0131
沖縄県		
名嘉村クリニック	〒901-2132 浦添市伊祖4-2-1	098-870-6600
みやびクリニック	〒900-0025 那覇市壺川1-12-4	098-835-9660

出典：睡眠医療プラットホーム「睡眠医療機関マップ」（https://www.sleepmed-platform.jp/map/area）、日本睡眠学会「睡眠医療認定医リスト」（http://jssr.jp/data/pdf/list/nintei_kikan.pdf）をもとに筆者作成。

医療機関名	住 所	電話番号
スリープ＆ストレスクリニック	〒141-6003 品川区大崎2-1-1 ThinkPark Tower 3階	03-5745-3080
東京慈恵会医科大学 葛飾医療センター	〒125-8506 葛飾区青戸6-41-2	03-3603-2111
日本大学医学部附属板橋病院 睡眠センター	〒173-8610 板橋区大谷口上町30-1	03-3972-8111
やまでらクリニック	〒180-0006 武蔵野市中町1-22-2 ナッツビル5階	0422-55-1556
神奈川県		
横浜クリニック	〒220-0004 横浜市西区北幸1-2-10 アスカ第2ビル7階	045-317-5953
富山県		
雨晴クリニック	〒933-0133 高岡市太田桜谷23-1	0766-44-8061
竹内スリープメンタルクリニック	〒930-0019 富山市弥生町2-4-22	076-444-1311
北陸病院	〒939-1893 南砺市信末5963	0763-62-1340
岐阜県		
岐阜メイツ睡眠クリニック	〒500-8384 岐阜市薮田南4-15-20	058-272-9300
愛知県		
愛知医科大学病院	〒480-1195 長久手市岩作雁又1-1	0561-62-3311
共和病院	〒474-0071 大府市梶田町2-123	0562-46-2222
豊橋メイツ睡眠治療クリニック	〒440-0036 豊橋市東光町50	0532-66-5678
滋賀県		
滋賀医科大学医学部附属病院	〒520-2192 大津市瀬田月輪町	077-548-2111
大阪府		
大阪さやま病院	〒589-0032 大阪狭山市岩室3-216-1	072-365-0181
阪南病院	〒599-8263 堺市中区八田南之町277	072-278-0381
守口長尾会クリニック	〒570-0081 守口市日吉町1-2-9	06-6994-8867

附　録
「不眠の認知行動療法」を受けられる医療機関リスト
（2017 年 11 月 5 日現在）

医療機関名	住　所	電話番号
北海道		
望洋台医院・小樽睡眠クリニック	〒047-0155 小樽市望洋台2丁目2-13	0134-54-1199
林下病院	〒005-0004 札幌市南区澄川4条5丁目9-38	011-821-6155
平松記念病院	〒064-8536 札幌市中央区南22条西14丁目1-20	011-561-0708
秋田県		
田代クリニック	〒010-0003 秋田市東通1-23-1	018-884-1500
福島県		
いわき市立総合磐城共立病院	〒973-8555 いわき市内郷御厩町久世原16	0246-26-3151
茨城県		
つくばねむりとこころのクリニック	〒305-0028 つくば市妻木637-1	029-875-3578
埼玉県		
武蔵の森病院	〒357-0063 飯能市飯能949-15	042-983-1221
東京都		
朝がおクリニック	〒191-0062 日野市多摩平2-5-1 クレヴィア豊田多摩平の森 RESIDENCE 1階	042-506-9304
石東クリニック	〒157-0067 世田谷区喜多見8-18-12 コーポ真木 4階	03-6411-8739
国立精神・神経医療 研究センター病院 睡眠障害センター	〒187-8551 小平市小川東町4-1-1	042-341-2711
新橋スリープ・メンタルクリニック	〒105-0004 港区新橋3-7-4 赤レンガ通りビル 3階	03-6268-8178
睡眠総合ケアクリニック代々木	〒151-0053 渋谷区代々木1-24-10 TSビル 1階	03-3374-9112

著者紹介

土井 貴仁（どい・たかひと）

元・不眠症当事者、睡眠健康指導士。

1990年京都府与謝郡与謝野町生まれ。幼少の頃から不眠に悩み、中学生時代には不登校、高校生時代には中退を経験。高等学校卒業程度認定試験合格を経て、睡眠薬を服用しながら神戸大学発達科学部（現・国際人間科学部）に合格。2014年卒業後、教育系企業に就職するも、不眠をきっかけに退職。治療に専念する中で、不眠の認知行動療法に出会い、不眠を克服した。

自らの経験から、不眠の認知行動療法を受けられる医療機関の少なさや地域格差などに問題意識を持ち、より多くの人が不眠の認知行動療法を実践できる仕組みづくりに奮闘。帝人株式会社の睡眠コーチングサービス「スリープコーチ」の共同開発をはじめ、ヒューマンアカデミー株式会社の通信教育講座「スリープケアカウンセラー」の講師としての講座企画・テキスト作成や、睡眠・不眠に特化した情報サイト「Fuminners」での記事執筆なども行っている。

ベッドにいてはいけない
――不眠のあなたが変わる認知行動療法

2018(平成30)年3月15日　初版1刷発行

著　者　土井貴仁

発行者　鯉渕友南

発行所　株式会社 弘文堂　101-0062 東京都千代田区神田駿河台1-7
TEL 03(3294)4801 振替 00120-6-53909
http://www.koubundou.co.jp

ブックデザイン　江口修平

DTP　NOAH

企画協力　企画のたまご屋さん

印　刷　三報社印刷

製　本　井上製本所

ISBN 978-4-335-65176-2